JN316213

放射線医学
頭頸部 画像診断

監修●●● 楢林　勇・杉村和朗
大阪医科大学名誉教授　神戸大学大学院教授

編集●●● 興梠征典
産業医科大学教授

金芳堂

■ 執筆者（五十音順）

浮洲龍太郎	昭和大学横浜市北部病院放射線科 准教授
小島　和行	久留米大学医学部放射線科 講師
小玉　隆男	宮崎大学医学部病態解析医学講座放射線医学分野 准教授
辰野　　聡	八重洲クリニック 理事
苫米地牧子	岩手医科大学放射線医学講座 助教
豊田　圭子	帝京大学医学部放射線科学講座 病院准教授
中里　龍彦	岩手医科大学放射線医学講座 准教授
山田　恵子	がん研有明病院超音波検査部 部長

監修に当たって

医学の 10 大発見の中でも特筆に値する 1895 年のX線発見や 1896 年の放射能発見は，放射線医学を誕生させた．内科や外科などの基本的診療科の一つとしての放射線科はこの中では新しい診療科であるが，最近の放射線医学の進歩は著しい．今日では全ての診療科にとって放射線医学は重要な診療技術になっている．がん検診や人間ドックによる健診，対策型ならびに任意型検診でも画像診断は欠かせない．

最近は IT 技術の絶え間ない発展によって放射線医学は急速に加速度を増している．特に，CT，MRI，SPECT/CT，PET/CT などの画像診断は遠隔画像診断の構築もあって目覚ましい進歩を遂げつつある．侵襲度が少ない内視鏡外科が普及しつつあるが，ワークステーションの進歩で 3 次元画像が virtual reality として提供できるなど外科系の診療科の期待は大きい．Interventional Radiology（IVR）の進歩が著しく，悪性腫瘍や動脈硬化による疾患の手術術技を根本的に変えつつある．また，Autopsy Imaging（AI）が普及しつつあり，死因究明の精度向上に貢献している．

放射線治療の分野では CT シミュレーターが照射野設定の標準となり，治療計画の進歩，発展が放射線治療成績の向上，副作用の軽減化に果たす役割は大きい．特に乳癌の乳房温存療法の治療成績は素晴らしく，この疾患の治療方法を変えた．また，定位放射線治療・強度変調放射線治療（IMRT），動体追尾法が行い得るようになった．密封小線源治療装置の進歩は前立腺癌の治療成績に大きく貢献している．緩和治療としての放射線療法の適応も増加している．

核医学・PET 分野では，FDG–PET/CT が広く普及し，悪性腫瘍の診断，病期診断並びに治療効果の判定に不可欠な検査法となってきた．認知症診断における脳血流 SPECT は PET とともに神経内科医にとって MRI ではわからないことを診断できる検査法として多用されている．心臓核医学の重要性は依然として維持されている．

さらに核医学治療は従来の甲状腺疾患のみならず，悪性腫瘍の骨転移の疼痛緩和，悪性リンパ腫の治療に臨床応用されている．

この度の東日本大震災で引き起こされた原発事故は，広い環境汚染となり，新聞，TV，インターネット，一般雑誌で放射線についての報道がなされ，わが国の国民のみならず世界的に一般公衆に放射線に対する強い関心をもたらした．

本シリーズは 1996 年に発刊された楢林　勇編著の重要項目「放射線医学」を発展させた書籍で，編集，著者には全国のその分野の第一線でご活躍中の放射線科診断専門医，放射線治療専門医，核医学専門医を中心として，全 10 巻として発刊するものである．総論には優秀な診療放射線技師にも執筆陣に加わって頂いている．放射線医学は守備範囲が広く，基礎的には放射線物理学，放射線生物学，放射線障害に関する事項，医療被曝の軽減，放射性医薬品やX線，MR，エコーの造影剤に関する薬品学などがあり，臨床的には画像診断学，核医学，放射線治療学のどれも全ての診療科と関係が深い．

本シリーズは放射線医学の基本から臨床の実際まで最新の事項をも含んだ内容となっており，放射線科診断並びに放射線治療専門医試験，核医学専門医試験の受験や乳がんや消化器がんや肺がん CT 検診学会などの認定医，認定放射線技師を目指す方達にもたいへんお役に立つと思います．

また，日頃診療にお忙しい各診療科の医師や診療放射線技師の方々，一般の方々にも放射線についてご理解頂ける書籍であります．

平成 24 年 10 月

楢林　勇

序

いわゆる頭頸部領域（Head and Neck region）には，頭蓋底から頸部までが含まれ，診療科としては耳鼻咽喉科，眼科，歯科口腔外科，および脳神経外科が主な対象となる．ただし「頭頸部」の定義は必ずしも明確でなく，たとえば上方の境界である頭蓋底や側頭骨などは，「脳（頭部）」と「頭頸部」の双方の教科書で記載されることも多い．頭頸部画像診断は，放射線科専門医にとっても難易度が高いものである．すなわち，他部位に比べて解剖が極めて複雑であること，頭蓋底や胸郭，重要な血管系・神経系と密接に関係していること，発生する疾患が多様であることなどがその理由である．

頭頸部は一般に視診（肉眼的または内視鏡）・触診が容易な部位であり，生検も比較的簡単に行われる．したがって画像診断の役割は，臨床診断の客観的評価（その腫瘤の起源となる臓器は何か，周囲との関係，また臨床診断との整合性など）が主体となる．頭頸部には多くの悪性腫瘍が発生するが，悪性の診断自体は原則として視触診と生検で行われるので，画像診断の最大の役割は広がり診断すなわち局所のステージングということになる．

画像診断では各種モダリティの使い分けも重要である．頭頸部における単純X線検査の歴史は古く，多くの撮影法が考案され，今なお日常診療に使用されているが，圧倒的に情報量の多いCT・MRIが単純撮影の役割を大きく変えた．すなわち頭頸部もCT，MRIの進歩の恩恵を大きく受けており，解剖が複雑なこの領域において，薄いスライスの高分解能画像，高コントラスト画像の意義は極めて大きい．多くの頭頸部疾患においてCTは有用な客観的情報を提供し，解剖が複雑であっても構成要素のCT値が異なるため明瞭に同定できる．MRIは，軟部組織間のコントラストや，正常組織と腫瘍・炎症などの病的組織とのコントラストにさらに優れる．頭頸部においてはCTとMRIの使い分けを理解することも重要である．一方，超音波は外来で簡便に施行でき，甲状腺・副甲状腺疾患やリンパ節腫大の診断には第一選択となる．

本書は「放射線医学」シリーズの一冊であり，他の分冊同様コンパクトな編集を心がけた．頭頸部放射線の専門家が得意な領域を分担したことにより，それぞれの項目がユニークでかつレベルの高いものとなったと考える．頭頸部放射線は欧米では放射線診断学の中の重要なsubspecialtyとして確立しており，多くの英文専門書が存在する．また質の高い邦文専門書も発行されているが，コンパクトな本書の存在意義も十分にあると考えている．放射線科医のみならず，頭頸部・眼科領域の画像診断を行う全ての医師に活用していただきたい．

平成24年10月

編集　興梠征典

目　次

6 側頭骨 ―― 小玉隆男 ―― 63

7 頭頸部の US 診断 ―― 山田恵子 ―― 81

■ 記事

1 頭蓋底，眼窩

1 頭蓋底[1, 2]

1 頭蓋底の正常解剖

頭蓋底は脳と頭頸部領域の境界をなす骨性隔壁で，複雑な起伏と多数の小孔をもつ．小孔を血管，神経などが貫くので，頭蓋底の孔は頭頸部病変の頭蓋内への交通路になる．頭蓋内側面から頭蓋底をみると，前・中・後頭蓋窩の3領域が観察可能である（図1）．前頭蓋窩は眼窩上壁の一部をなす．脊髄や主な脳神経が頭蓋底を貫く，トルコ鞍前縁～大後頭孔周囲の解剖は臨床的に特に重要である（図2）（☞ Tips 1）．

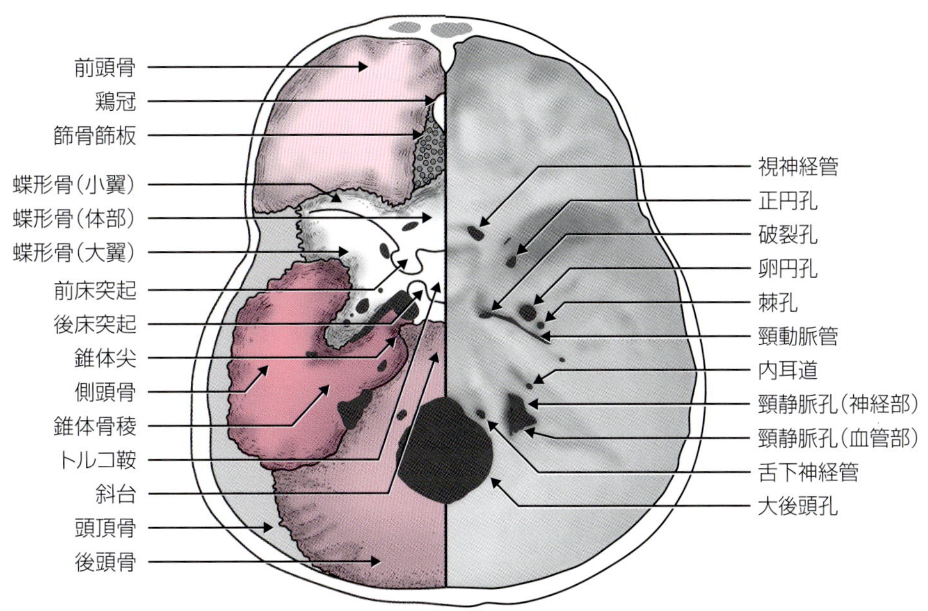

図1 頭蓋底の構成（正常像およびシェーマ）

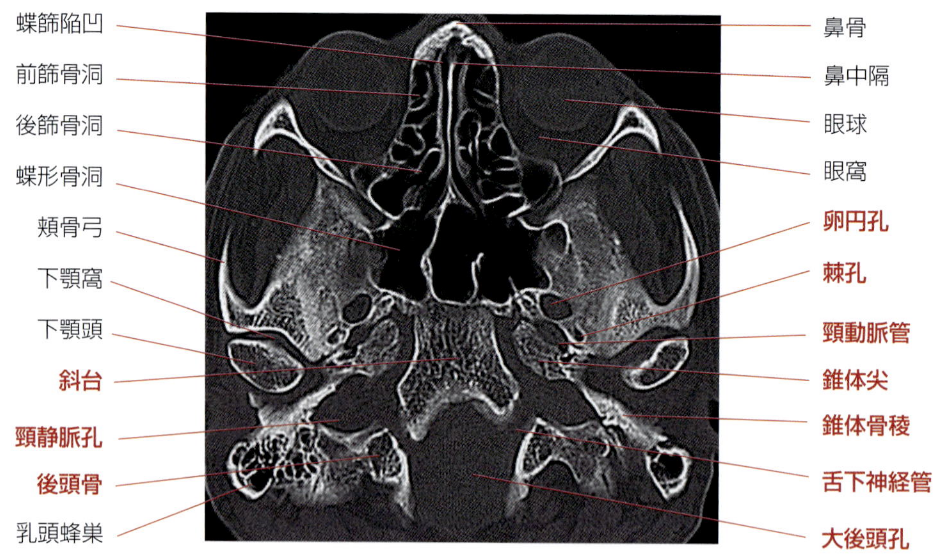

図2 単純CT（骨条件） 中〜後頭蓋窩を中心とした正常像

Tips 1. 頭蓋底の小孔とその内容

脳神経は12種類あり，動静脈とともに頭蓋底を貫いている．このため頭蓋底の画像診断では，小孔と通過する神経・血管解剖の知識が重要である．微細構造が多く面倒を感じる向きもあるかもしれないが，小孔の名に注目すれば理解は容易となる．

まずは脳神経のⅢ，Ⅳ，Ｖ１（三叉神経第１枝），Ⅵは上眼窩裂，Ⅶ，Ⅷは内耳道，Ⅸ〜Ⅺは頸静脈孔と覚えてしまおう．残るはⅠ，Ⅱ，Ｖ２（三叉神経第２枝），Ｖ３（三叉神経第３枝），Ⅻだけである．視神経管，頸動脈管，舌下神経管など，‘管’が付く場合は，通過する構造物が小孔名となる．Ｖ２は正円孔，Ｖ３は卵円孔を通る．いずれも頭頸部悪性腫瘍の神経周囲進展を少し勉強すると，簡単に覚えられるだろう．Ⅰは嗅索として前頭葉の内側下面の嗅溝内を前方へ走行し，篩骨篩板上において嗅球を形成する．嗅球から下方に多数の嗅糸が分岐し篩骨小孔を経て，蝶篩陥凹から鼻腔内に分布する．

内頸動脈は頸動脈管から破裂孔，中硬膜動脈は棘孔，椎骨脳底動脈は大後頭孔を通過する．内頸静脈は頸静脈孔を介し頭蓋外へ出る．

2 頭蓋底の疾患と画像所見

❶ **外傷：**自殺企図など，さまざまな原因により頭蓋底骨折，および頭蓋内異物を認めることがある（図3）．髄膜炎などの頭蓋内感染症を合併するため，異物の早急な摘除が必要である．異物による動静脈損傷を合併すると，摘除時に致死的な出血をきたすことがある．このため術前に脳血管撮影などで異物と血管の関係を必ず評価する．

❷ **線維性骨異形成症：**特発性・全身性の良性骨病変である．ほとんどが30歳までに診断され，単発（75%）が多いが，多発（25%）することもある．25〜50%で頭頸部に病変がみられ，特に多発例での頻度が高い．通常は無症状だが，疼痛，顔貌の著明な変容や視力障害などをきたし，治療が必要となることがある（図4）．

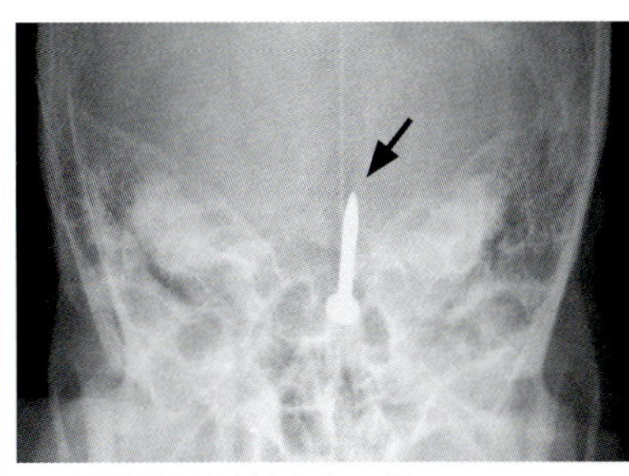

a. 頭部単純 X 線タウン像

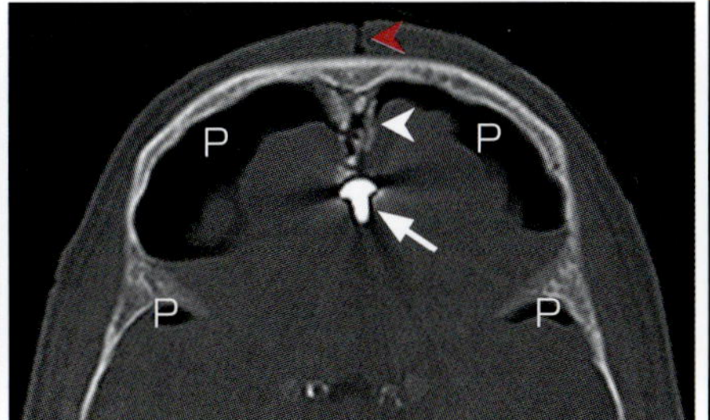

b. 単純 CT，骨条件

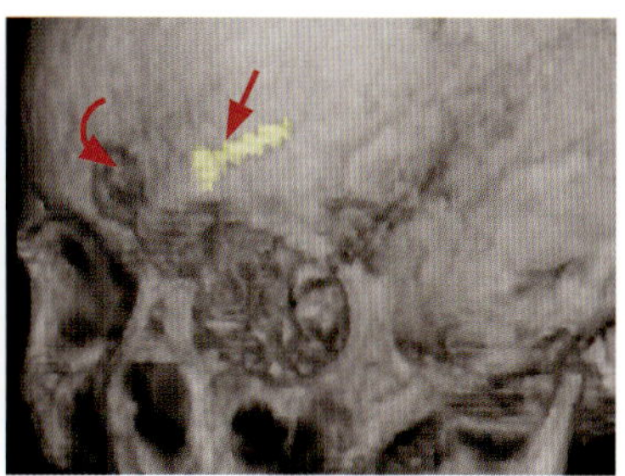

c. 単純三次元再構成画像

図 3 眉間部の皮膚裂傷（自殺企図による頭蓋内異物）（45 歳，男性）

a では，頭蓋内ほぼ正中部に頭蓋内異物（釘）（矢印）がみられる．b では，釘（矢印），頭蓋底骨折（白矢頭），前額部の裂傷（赤矢頭）が認められる．前頭部，および前・中頭蓋窩前縁を中心に広範な気脳症（P）がみられる．c では釘（矢印），およびその刺入部（曲矢印）が明瞭に描出されている．

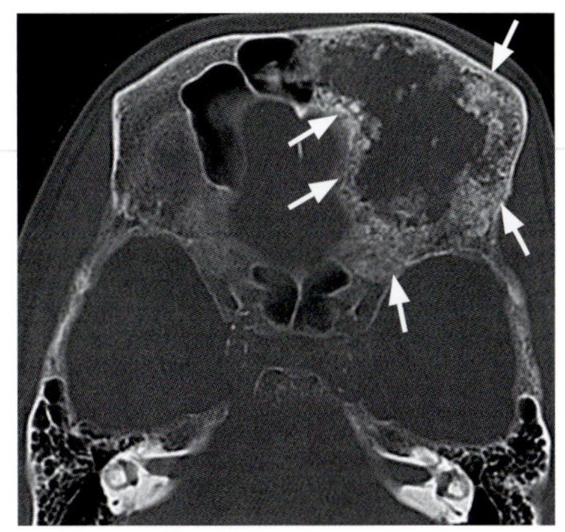

図 4 線維性骨異形成症（18 歳，男性）

単純 CT（骨条件）で，左前頭蓋底を中心に骨硬化と骨透亮像が混在している（矢印）．病変の辺縁は骨硬化が主体で，前頭蓋底の非対称性が目立つ．線維性骨異形成症は単純 X 線，CT などで比較的容易に診断可能である．一方，MRI では T2 強調像で不均一な高信号，造影 T1 強調像で著明な増強効果を示し，悪性骨腫瘍との鑑別が困難となることもある．

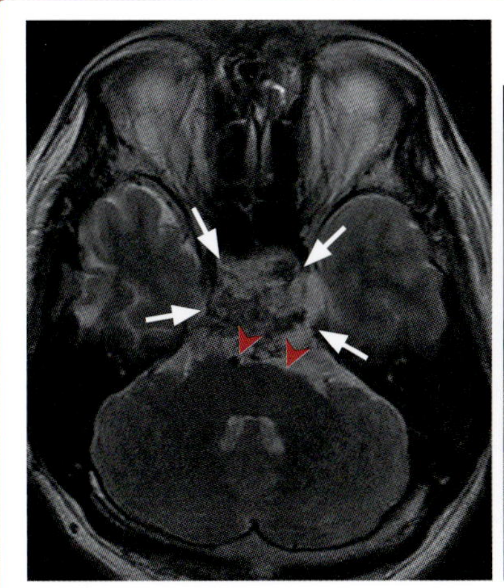

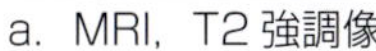

a. MRI，T2 強調像

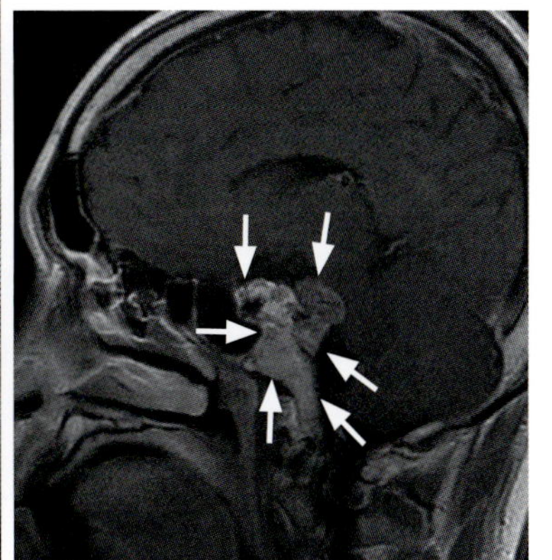

b. 造影 T1 強調矢状断像

図 5 斜台脊索腫（41 歳，男性）

a では，斜台に高信号の腫瘤性病変がみられる（矢印）．一部に不整形の低信号を伴い，橋は背側へ圧排されている（赤矢頭）．b では，斜台から後床突起に造影剤により不規則に増強される腫瘤がみられる（矢印）．

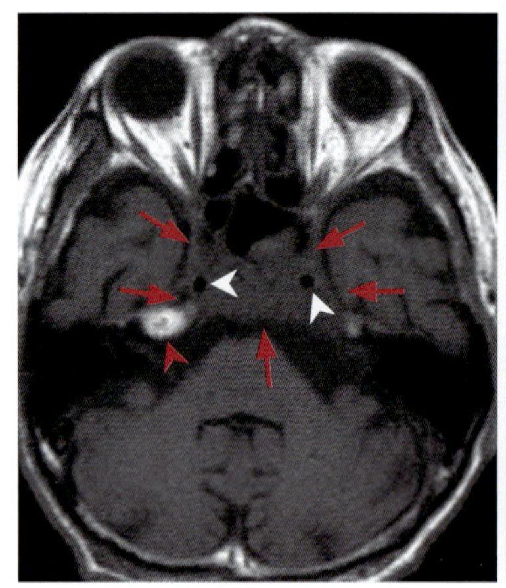
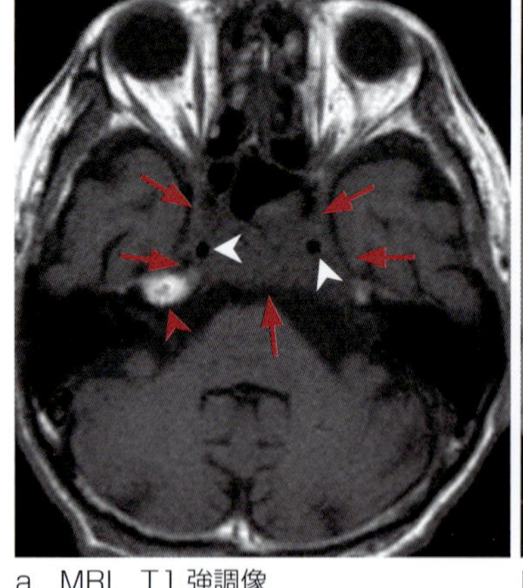

a．MRI，T1 強調像

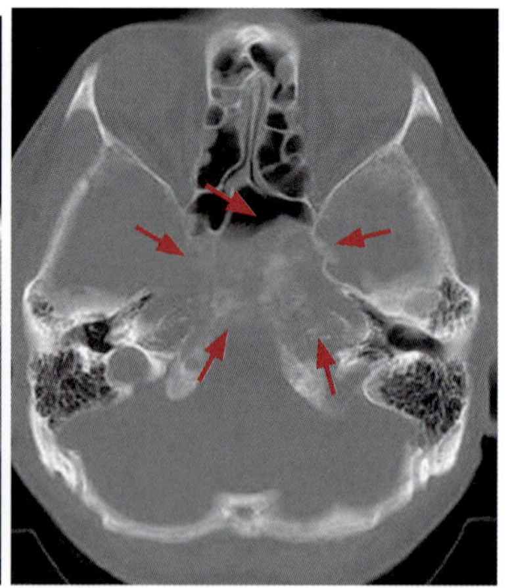

b．単純 CT（骨条件）

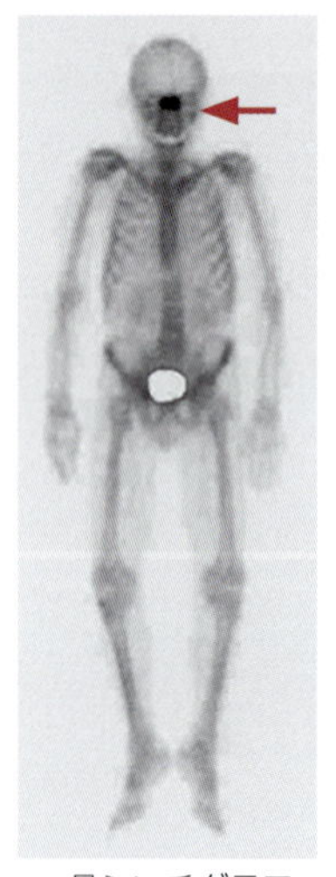

c．骨シンチグラフィ

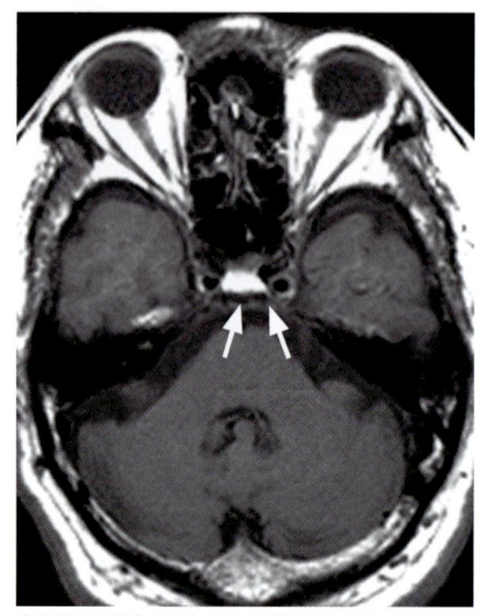

（参照画像）a と同一断層の T1 強調像（60 歳，男性・正常例）

図 6　肺癌による転移性腫瘍（61 歳，男性）

a では斜台が脳実質より軽度低信号を示し（矢印），両内頸動脈（白矢頭）を囲むように腫瘤が形成されている．右錐体尖（赤矢頭）は正常だが，左錐体尖は腫瘤のため骨髄の高信号が消失している．b では，斜台を中心に骨破壊像を認める（矢印）．c では，病変部に一致した強い異常集積がみられる（赤矢印）．参照画像は T1 強調像正常例における骨髄脂肪の高信号を示す（矢印）．

❸ 脊索腫：胎生期の脊索の遺残組織から発生する腫瘍で，頭蓋底では斜台に好発する（図 5）．周囲へ浸潤性に発育し，MRI では軟骨肉腫との鑑別が重要である．脊索腫のほとんどは正中部に発生するが，軟骨肉腫は軟骨結合部である正中部以外に好発することが鑑別のポイントである．

近年，悪性腫瘍の脳転移の検索に MRI が頻用されている．造影 T1 強調像や造影 FLAIR 像は脳実質，髄膜播種の検出能において造影 CT にまさる．一方 MRI は，骨転移，特に頭蓋底の血行性転移巣の検出は苦手である（図 6）．T1 強調像における骨髄脂肪が高信号を示しているか必ず確認する．

❹ 神経周囲進展：神経線維の周囲組織を介した腫瘍の進展形式の一つである．頭頸部では V3，V2，Ⅶの順に多い．腺様嚢胞癌は神経周囲進展を高率に伴うが，扁平上皮癌にもしばしばみられ，ほかの悪性腫瘍でも生じうる．神経の中枢側に向かうものは約 70％で，頭頸部悪性腫瘍の頭蓋内

進展の原因として重要である（図 7）．30％は末梢へ向かい，治療後の再発と関わりが深い．特にCT，MRI で腫瘍が三叉神経や顔面神経の走行部に及んでいる時は，これらの神経走行路のすべてを慎重にチェックする必要がある．

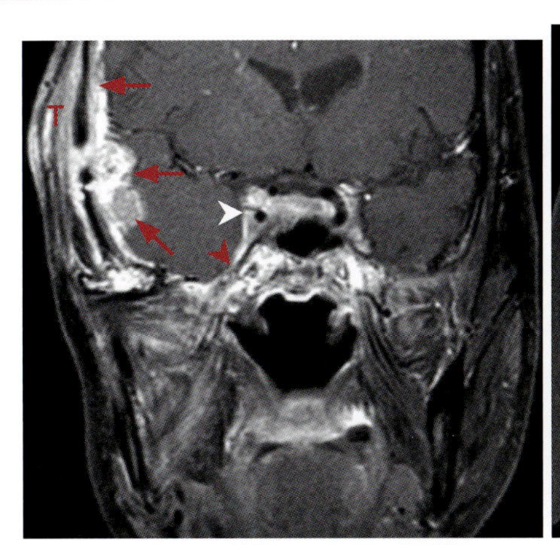

a．MRI，脂肪抑制造影 T1 強調冠状断像

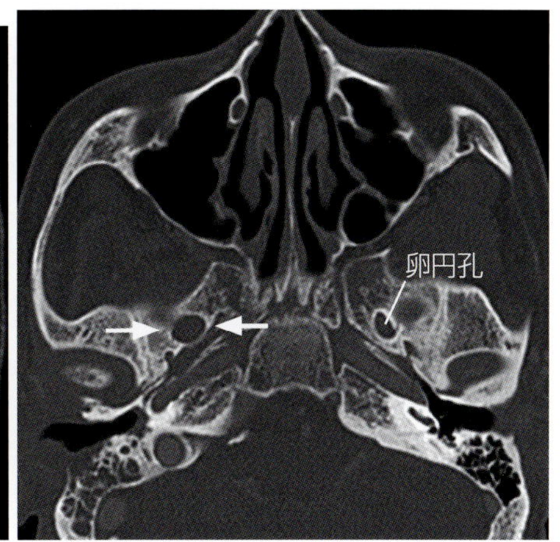

b．造影 CT（骨条件）

図 7　右耳下腺腺葉嚢胞癌の術後再発（40 歳，男性）

a では，右側頭部に層状の濃染がみられ，再発腫瘍（T）である．腫瘍は一部頭蓋内へ浸潤し，脳表部に塊状の播種巣を形成している（矢印）．右中頭蓋窩下面にも再発腫瘍が浸潤性に発育し，V3 を介し，卵円孔（赤矢頭）から海綿静脈洞部への腫瘍浸潤（白矢頭）がみられる．b では，V3 が走行する卵円孔が右側のみ拡大している（矢印）．

2　眼　窩[3,4)]

1　眼窩の正常解剖

眼窩内容と眼窩は，しばしば電球とそのソケットに例えられる．眼窩は上壁を前頭蓋底とする骨性隔壁に囲まれた腔で，眼窩深部には視神経管，上および下眼窩裂が開口する．外側上方に涙腺，内下方に涙嚢があり，外眼筋群を筋円錐と呼ぶ．眼窩内には豊富な脂肪組織があり，上眼静脈，視神経鞘，眼動脈なども重要構造である（図 8 ～ 10）．眼球，視神経鞘，筋円錐内外，筋円錐外の 4 つに大別すれば，この領域に発生する疾患を効率的に学べる（☞ Tips 2）．

Tips 2.　CT・MRI が有用な主な眼窩病変

- 眼球病変：硝子体出血，異物，脈絡膜血腫・滲出液，悪性黒色腫，網膜芽細胞腫，転移
- 視神経鞘：視神経炎，Devic 病，視神経膠腫，髄膜腫
- 筋円錐内外：蜂窩織炎，偽腫瘍，肉芽腫症，甲状腺眼症，内頸動脈海綿静脈洞瘻，転移
- 筋円錐外：骨折，骨膜下膿瘍，涙腺腫瘍（良性混合腫瘍，腺様嚢胞癌，リンパ腫など），転移

注）金属異物を除去できない時は，MRI は絶対禁忌である．

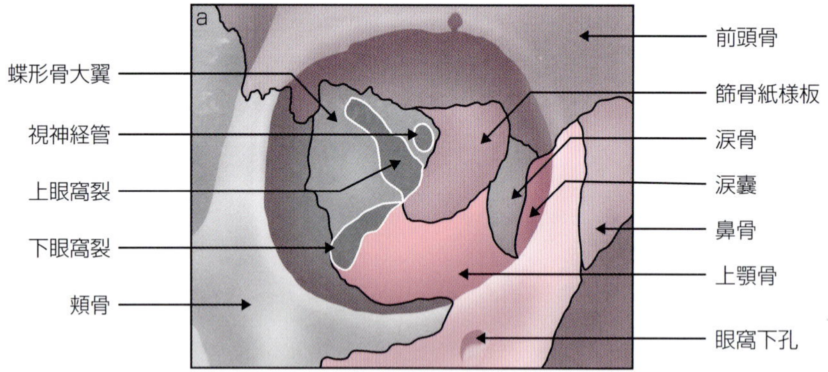

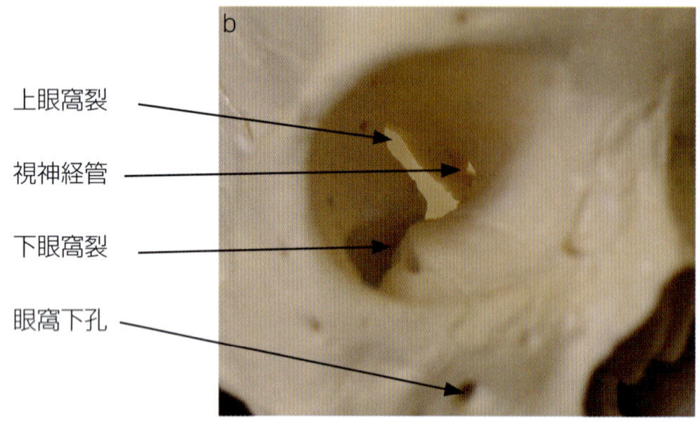

図 8　眼窩の骨性部分およびシェーマ

眼窩は 7 種の骨が複雑に組み合わさり構成される．眼窩尖部近くで上眼窩裂，視神経管は頭蓋内と交通する．下眼窩裂は下方の翼口蓋窩の頂部に相当し，頭蓋内との直接の交通はない．

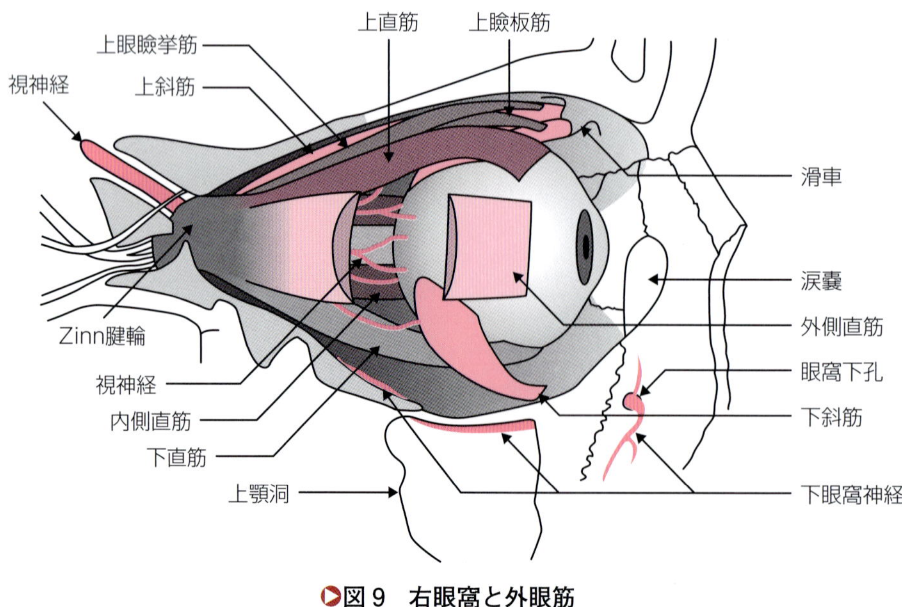

図 9　右眼窩と外眼筋

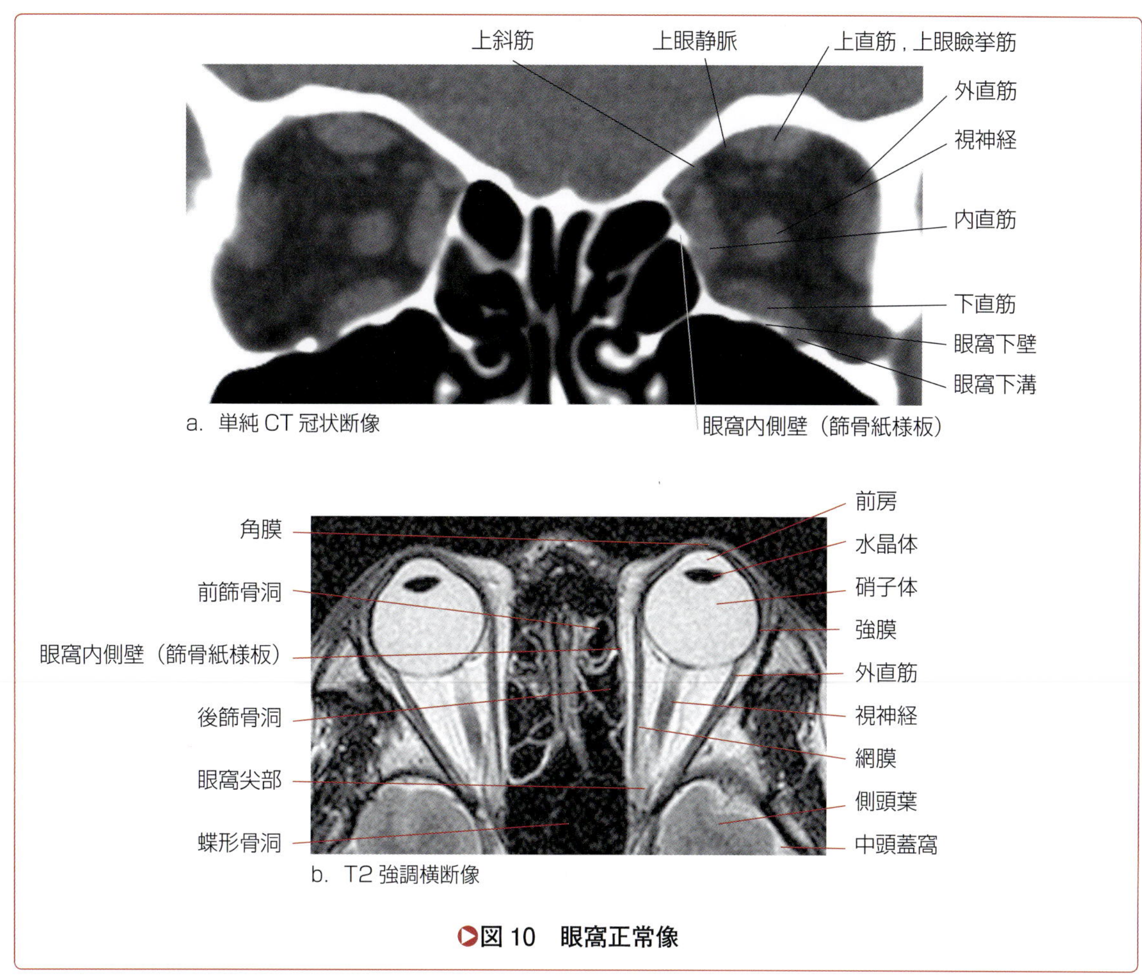

図 10 眼窩正常像

2 眼窩の疾患と画像所見

❶ **甲状腺眼症：**甲状腺機能亢進症に伴い眼球突出をきたす．典型例では下直筋，内側直筋，上直筋の順に肥厚が生じる（図 11）．

❷ **眼球内異物：**外傷に伴う眼窩内金属異物の検出には，単純 CT が最も適している（図 12）．外傷例において金属異物が除外できない場合，MRI は絶対禁忌である．

❸ **眼窩吹き抜け骨折（図 13）：**診断には，骨・軟部条件の CT 冠状断像が不可欠である（図 14）．MDCT の普及が進み，顔面，眼窩の骨折評価に，三次元 CT が有用なツールとして注目され久しい．ただし三次元 CT では顔面骨の深部の状態は観察できない（図 15）．顔面骨には構造支柱と呼ばれる強固な部位があり，実際の治療にあたっては個々の支柱の修復に主眼を置いた処置が必要である．このため治療方針の決定には横断像，冠状断像での軟部・骨条件 CT の詳細な評価が不可欠である．

❹ **Wegener 肉芽腫症（多発血管炎性肉芽腫症）：**壊死性血管炎による広範な小血管炎を本態とする，全身性の肉芽腫性疾患である．好発部位は頭頸部および肺で，粗大な腫瘤を形成することがある．また腫瘤形成は乏しくとも，広範な骨侵食をきたすこともあり，悪性腫瘍との鑑別が問題となることもある．T2 強調像で筋円錐内外に充満する低信号腫瘤は，本症を強く示唆する（図 16）．

❺ **脈絡膜悪性黒色腫：**悪性黒色腫の好発部位の一つである．MRI は CT に比べ眼球内の詳細な観察が可能である．MRI における T1 強調像での高信号，T2 強調像での低信号は，含有するメラニ

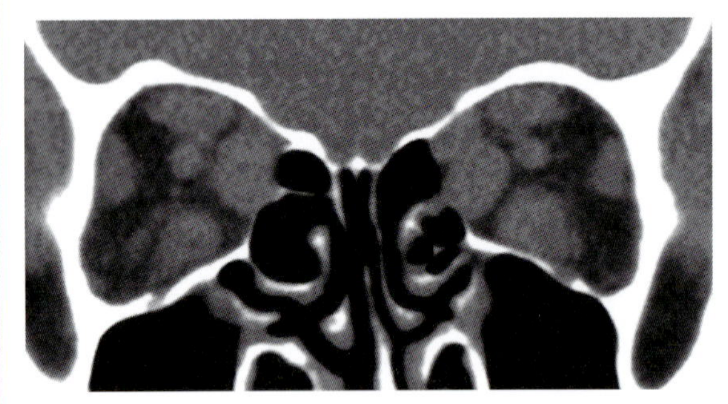

図 11　甲状腺眼症（43 歳，女性）

単純 CT 冠状断像では，すべての眼筋に著明な肥厚がみられる．対称性の変化で，筋の吸収値は正常である．甲状腺機能亢進症に合併した典型的な甲状腺眼症の所見である．

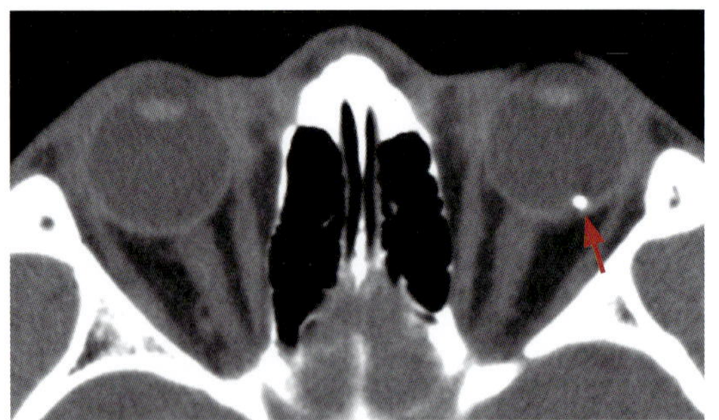

図 12　眼球内の金属異物（39 歳，男性）

建築作業中の受傷例である．単純 CT では，左眼球の硝子体背側部に点状の高吸収（矢印）がみられ，金属異物である．

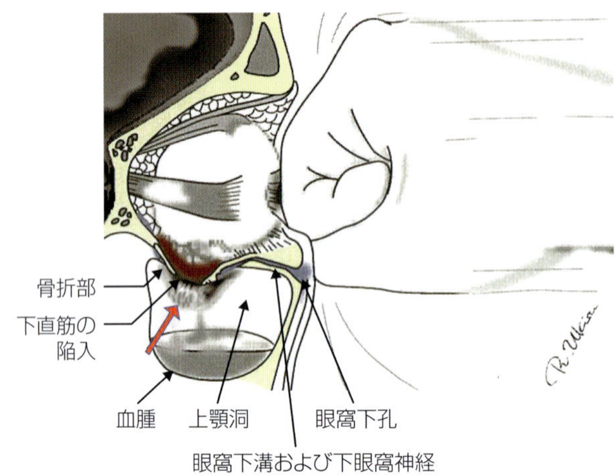

図 13　眼窩吹き抜け骨折のシェーマ[5)]

眼窩吹き抜け骨折では，眼窩前縁に加わった外力が介達外力として下壁に骨折（赤矢印）を生じる．骨折は眼窩下溝を含み，それに続く眼窩内圧の上昇に伴い骨片は上顎洞内へ偏位する．眼窩内脂肪織や下直筋が骨折部から上顎洞へ嵌入すると，眼球上転障害から上方視時の複視をきたす．

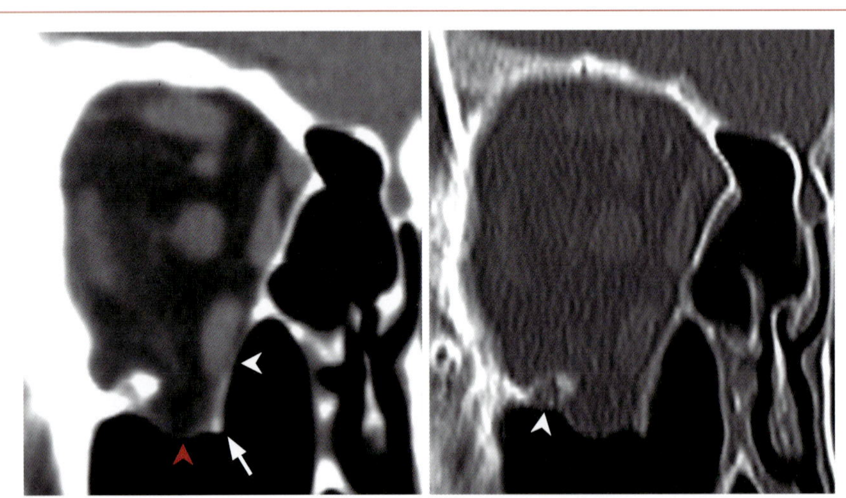

a．単純 CT 冠状断　　b．単純 CT 冠状断像（骨条件）

図 14　右眼窩吹き抜け骨折（38 歳，男性）

a では，右眼窩下壁は眼窩下溝を境に骨折をきたし，上顎洞内に眼窩底が偏位している（矢印）．骨折部から眼窩内脂肪織が上顎洞内に突出し（赤矢頭），下直筋（白矢頭）も骨折部に嵌入している．b では，眼窩下溝（白矢頭）を起点とした骨片の偏位が明瞭に観察される．

ンの常磁性効果に起因する．特徴的な信号強度に加え，腫瘤が脈絡膜基底板を破り発育し，二次性の網膜剥離を生じると，ぶどう膜悪性黒色腫に典型的な所見となる（図 17）．

本章では正常解剖を概説し，少しでも多くの症例をわかりやすく呈示するよう努め，CT，MRI の撮像法については割愛した．撮像法の詳細は成書，http://www.jcr.or.jp/guideline/guideline.html なども参照されたい．

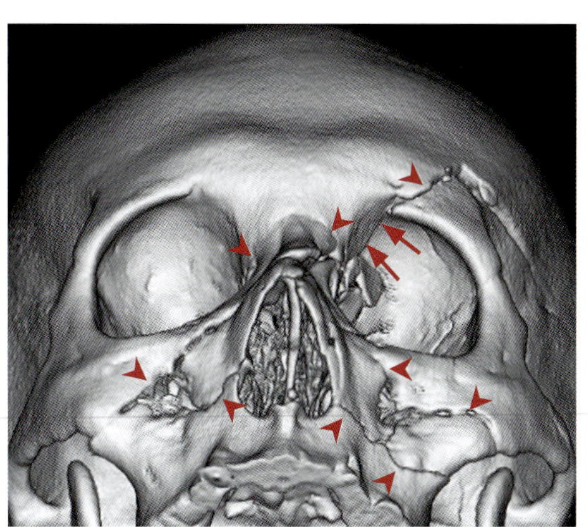

図 15　左眼窩上壁骨折，Le Fort Ⅰ・Ⅱ骨折の合併（56 歳，男性）

三次元 CT では，眼窩上壁の骨折線が明瞭に観察される（矢印）．合併する顔面骨骨折（赤矢頭）の概観も容易に観察できる．眼窩上壁骨折は，前頭蓋底骨折ともいえる．

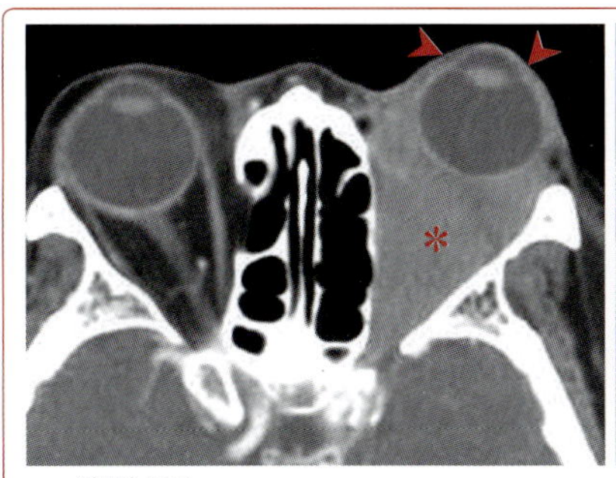

a．造影 CT

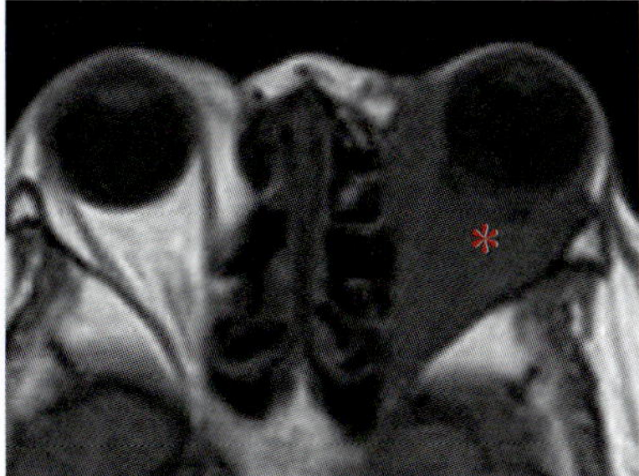

b．MRI，T1 強調像

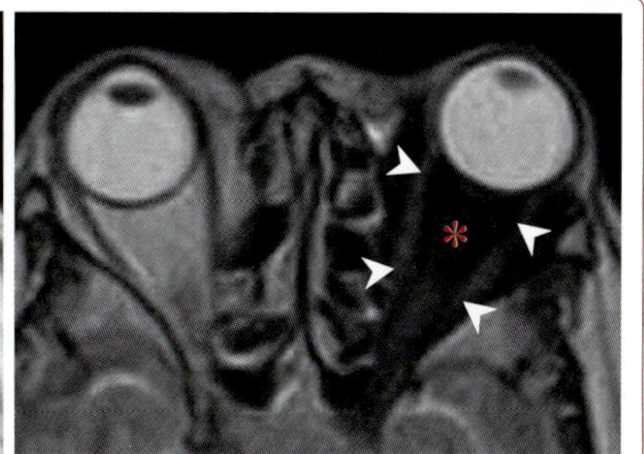

c．MRI，T2 強調像

図 16　眼窩 Wegener 肉芽腫症（多発血管炎性肉芽腫症）（54 歳，女性）

a では，左眼窩内に充満する軟部組織腫瘤がみられ（＊），眼球突出をきたしている（赤矢頭）．b では，腫瘤は脳実質とほぼ等信号で（＊），周囲との境界は明瞭である．c で腫瘤は著明な低信号を示し（＊），内側直筋，外側直筋を内外から包むように眼窩内に充満していることも鑑別に重要な所見である（白矢頭）．

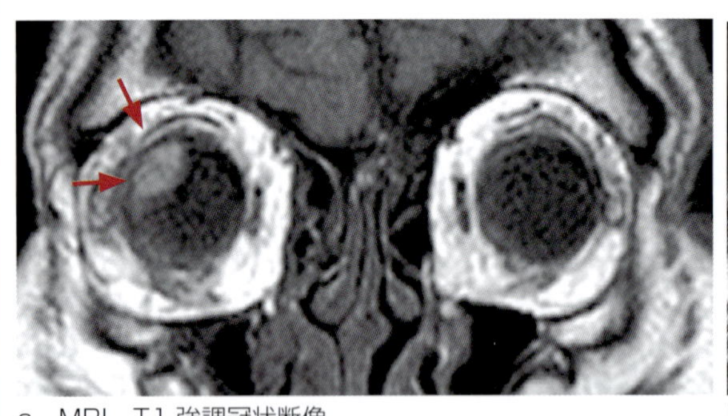

a．MRI，T1 強調冠状断像

b．T2 強調像

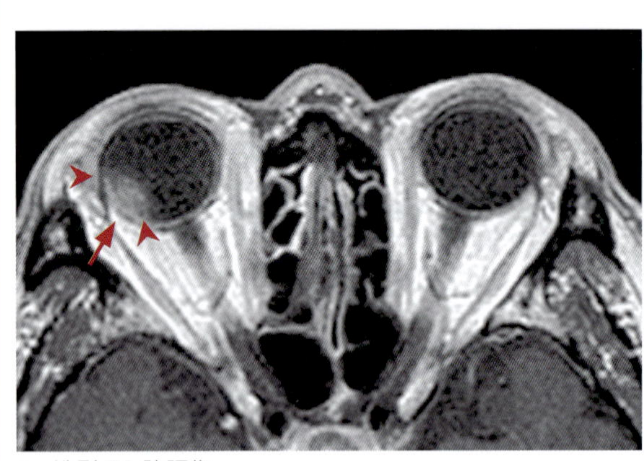

c．造影 T1 強調像

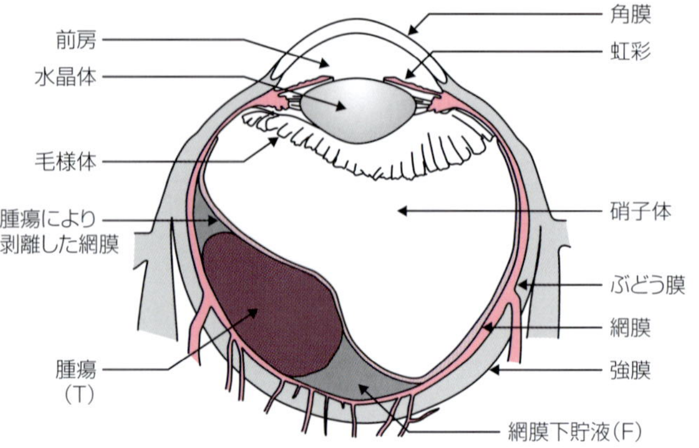

d．シェーマ

図 17　脈絡膜悪性黒色腫（43 歳，男性）

a では，右眼球外側部から硝子体内に膨隆する高信号の腫瘤がみられる（矢印）．b では腫瘤は均一，著明な低信号を示し（矢印），強膜外への浸潤は認めない．c では T1 強調像で高信号病変のためわかりにくいが，造影剤による均一な増強効果が認められる（矢印）．合併する網膜剥離のため，腫瘍の辺縁にわずかな低信号域がみられる（赤矢頭）．シェーマは本例における腫瘍（T），および網膜剥離による液貯留（F）を示す．

文　献

1）Mafee MF, Cunnane ME, Som PM, et al : Orbit and visual pathways, In Som PM, Curtin HD（eds）: Head and neck imaging（5th ed,）Mosby, St. Louis, pp527-756, 2011.

2）浮洲龍太郎：Ⅰ．頭蓋底．尾尻博也，酒井修編集．多田信平監修：頭頸部の CT・MRI（第 2 版）．メディカル・サイエンス・インターナショナル , pp1-30, 2012.

3）Curtin HD, Ginsberg LE, Hagiwara M, et al : Central skull base. In Som PM, Curtin HD（eds）: Head and neck imaging（5th ed）Mosby, St. Louis, pp927-1052, 2011.

4）藤田晃文，酒井修：Ⅱ．眼窩．尾尻博也，酒井修編編集．多田信平監修：頭頸部の CT・MRI（第 2 版）．メディカル・サイエンス・インターナショナル , pp 31-89, 2012.

5）浮洲龍太郎，他：顔面，および眼窩骨折の MDCT．臨床放射線 57：377-392，2012.

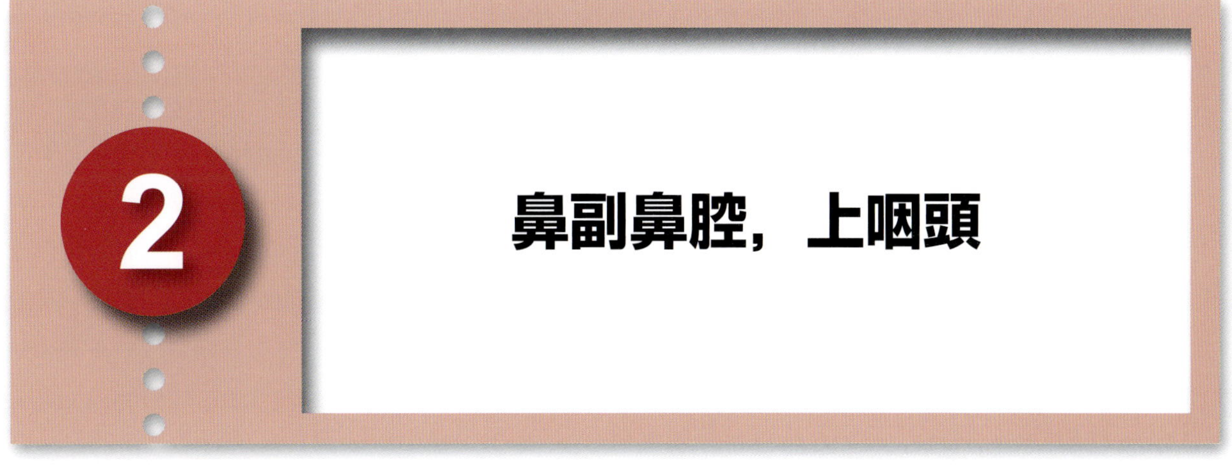

2 鼻副鼻腔，上咽頭

1 鼻副鼻腔

1 鼻副鼻腔の基本的特徴

鼻副鼻腔領域は解剖学的に上顎骨，篩骨，前頭骨，蝶形骨のそれぞれの骨が含気をもち，多形線毛上皮に裏打ちされた腔であり，機能的に粘液を産出し，細い排泄孔を介して鼻道に排泄される．後方で咽頭に連続し呼吸器とも関連が深い．その主な機能は気道の加湿，温度調節，フィルタ機能および音声の共鳴共振があげられる．また鼻涙管により眼窩からの涙液の排泄もつかさどる．さらに嗅覚機能をもち前頭蓋底と密接な関係をもつ．頭側には前頭蓋底および中頭蓋底，下垂体が存在する．副鼻腔の形成により，頭蓋重量の軽減，外傷時の衝撃緩和に役立つ．鼻・副鼻腔は多数の骨で構成され，周囲および鼻腔に軟部組織がある[1)]．病理学的にさまざまな疾患が生じ，またこの領域に進展する．

2 炎症性疾患

❶ 鼻副鼻腔炎（rhinosinusitis）

急性の鼻副鼻腔炎では，ウイルスや細菌感染によって鼻腔に炎症が起こり，粘膜の肥厚，粘液の貯留が認められる．診断は臨床症状と耳鼻咽喉科医による鼻鏡が第一であるが，より確実な診断と治療方針の決定のため次にCTが行われる．アレルギー性鼻副鼻腔炎は副鼻腔炎が長期にわたる際に臨床的に診断され，慢性はほとんどがアレルギー性である．

副鼻腔炎の画像所見は，急性の場合は粘膜肥厚と液面形成（図1）で，慢性の場合は両側びまん性の鼻および副鼻腔の粘膜肥厚があり，鼻茸（ポリープ）・貯留嚢胞の合併，骨肥厚・硬化が認められる．鼻茸は粘膜の炎症性腫脹である．貯留嚢胞は球形の嚢胞で，上顎洞の下方に多く生じ可動性があり，洞内の辺縁に含気が残ることが多い．それぞれポリープ状，球形～類円形の腫瘤で高水分量および低蛋白成分を反映し，CTでは低吸収，MRIではT1強調像にて低信号，T2強調像にて著明な高信号に認められる．

CT ではさらに粘膜肥厚や粘液貯留による排泄経路閉塞の有無の評価が重要で，合併する骨変化や病変内石灰化の有無，歯原性病変の有無なども評価する．

副鼻腔炎に対する内視鏡的鼻内手術の術前では，CT により排泄経路閉塞や正常変異の有無，内視鏡的危険域の評価がされる[2)]．各副鼻腔の液体貯留の混濁度のスコア化も行われている[3)]．マルチスライス CT では，その横断のボリュームデータから冠状断，矢状断の再構成画像が作成でき多方向からの解剖および疾患の評価が可能である．

CT にて片側性の副鼻腔占拠性病変や骨破壊がみられた場合は悪性の可能性があり，MRI が適応となる．上顎洞壁の骨硬化は慢性炎症を表す．悪性腫瘍の骨破壊の CT 所見では通常境界不明瞭な浸潤性の破壊や再構築がみられ，後述する粘液瘤の場合には膨隆性骨変化となる．周囲への浸潤に関しては濃度分解能にすぐれる MRI が有用である．一方，副鼻腔炎において，その排泄口が閉塞すると乾燥傾向も加わり洞内粘液の蛋白濃度が高くなる．MRI では T1，T2 の短縮をきたす[4)]．

副鼻腔炎で抗生物質で改善されずに頭痛の増悪や高熱を呈する場合は，頭蓋内感染症の移行を考慮し，造影を含め頭部 MRI が適応となる．頭頸部からの頭蓋内感染症は硬膜下・硬膜外膿瘍，脳膿瘍，髄膜炎，静脈洞血栓症があげられる．

❷ 好酸球性副鼻腔炎（eosinophilic rhinosinusitis）（図 2）

両側多発性の浮腫性鼻茸と好酸球優位の炎症細胞浸潤がみられるのが特徴で，アレルギー性ムチンの貯留を認める．真菌のアレルギー性もあるが，必ずしも真菌性でない．篩骨洞病変が優位で，進行すると汎副鼻腔炎となる．喘息に合併することが多い．CT で内部は不均一な高吸収を呈する．

❸ 粘液瘤（粘液嚢胞）（mucocele）（図 3）

副鼻腔炎に伴う膨隆性嚢胞性病変で，副鼻腔の排泄孔の閉鎖による．症状を呈するまでに長い経過をとる．前頭洞，篩骨洞，上顎洞の順に多い．緩徐に膨張性に発育し骨の菲薄化をきたすのでその評価には骨条件の CT が有用であるが，MRI でも内部の蛋白濃度によりさまざまな信号変化をきたす．

❹ 真菌性副鼻腔炎（fungal rhinosinisitis）

起因真菌としてはアスペルギルスが多く，空気中の胞子吸入により肺，副鼻腔に初感染する．こ

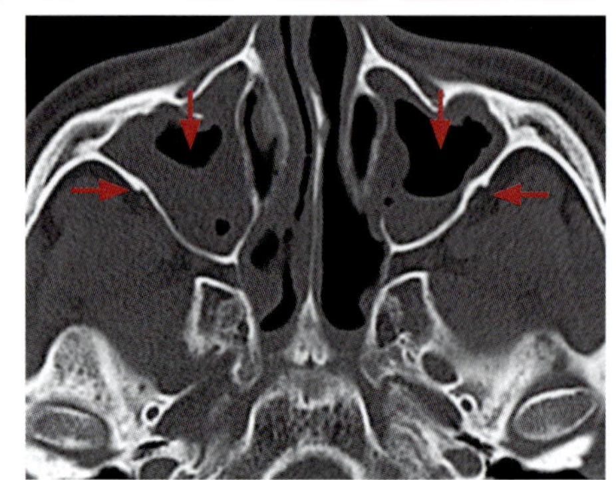

図 1　急性副鼻腔炎（CT）

両側の上顎洞に粘膜肥厚を認め，洞内に液面形成が認められる（矢印）．

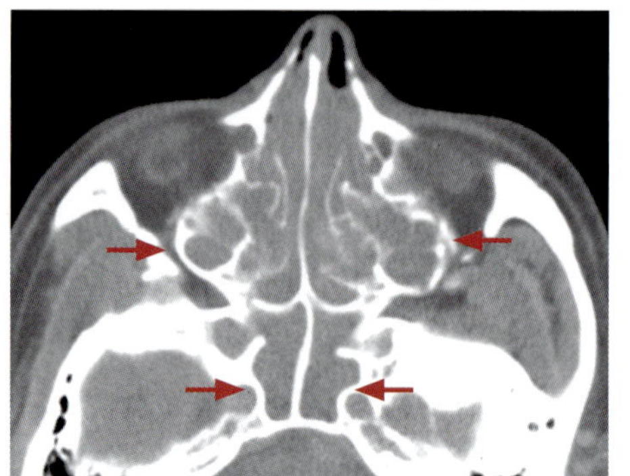

図 2　好酸球性副鼻腔炎（CT）

篩骨洞，蝶形骨洞を占拠する軟部組織濃度が認められ，内部はやや高い濃度を呈する（矢印）．本例は上顎洞および鼻腔にも軟部組織濃度が占拠して認められていた．

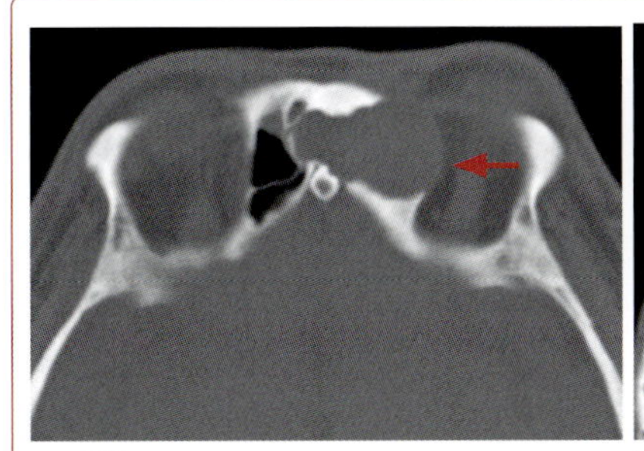
a. CT

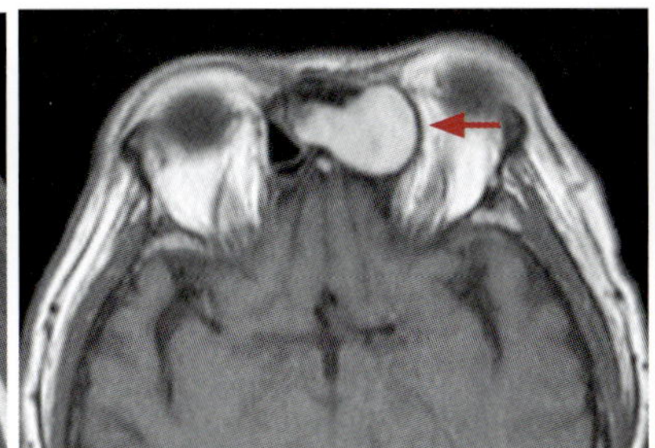
b. T1 強調像

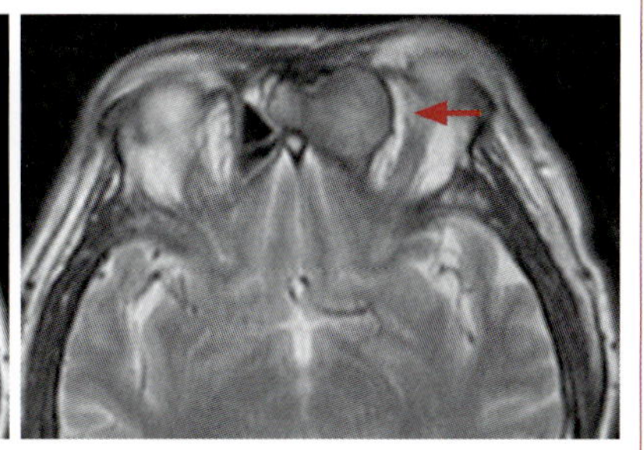
c. T2 強調像

図 3 粘液瘤

左前頭洞に膨隆性の腫瘤性病変が認められ（矢印），前壁および眼窩内側壁の骨壁が不明瞭である．b にて高信号，c にて低信号を呈し，粘度の高い液体貯留を反映する．

れに次ぐのがムコール，カンジダである．真菌性副鼻腔炎は浸潤性と非浸潤性に分類され，浸潤性はさらに急性と慢性に分けられる．非浸潤性で，菌腫（菌球）症とアレルギー性に分類される．菌腫症では真菌菌糸塊を形成し，一般に片側性で，自然口近傍に石灰化を伴う腫瘤として描出される．CT で副鼻腔（あるいは鼻腔）の類円形あるいは副鼻腔内全体を占拠するさまざまな程度の石灰化腫瘤として認められる．MRI では真菌の代謝によって生じたマンガンによって T1 強調像および T2 強調像，FLAIR 像にて低信号を示す（図 4）．罹患副鼻腔内の粘膜肥厚および骨壁の変化（肥厚，硬化，侵食，再構築）を伴う．

アレルギー性真菌性副鼻腔炎は慢性のポリポーシス（好酸球性副鼻腔炎）に類似する．分泌物（アレルギー性ムチン）は粘稠で好酸球を含み，茶色または黒緑色でカッテージチーズ様の粘稠度がある．篩骨洞，上顎洞，前頭洞，蝶形骨洞の順に多く，通常は両側性である．CT では，病変中心部の高吸収域が特徴的で，周辺を肥厚した炎症性粘膜が囲む．MRI T2 強調像では，分泌物の乾燥などに伴い洞および鼻道はあたかも含気があるような著明な低信号を示す（図 5）[5]．

急性型はアスペルギルスやムコールが原因となり，前者は免疫不全例に発症し，後者は糖尿病例

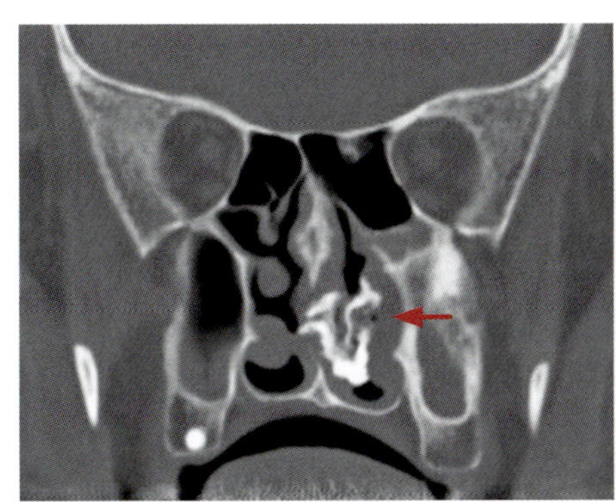
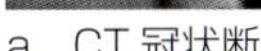
a. CT 冠状断

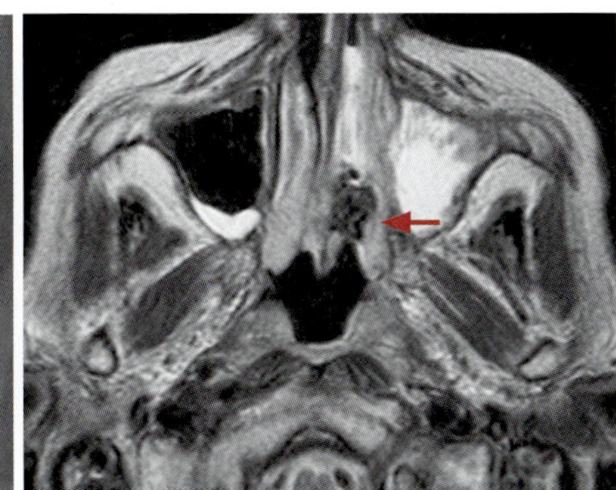
b. T2 強調像

図 4 真菌性副鼻腔炎 菌腫

a. 左鼻腔内に塊状の石灰化腫瘤が認められる（矢印）．腫瘤は鼻中隔を越えて対側にも進展する．左上顎洞内は軟部濃度で占拠され，上顎骨の著明な骨硬化が認められる．長い経過の炎症を反映する．
b. 鼻腔に空気にも類似する著明な低信号腫瘤を認め（矢印），菌腫に一致する．左上顎洞内に液体貯留を表す高信号域がみられると粘膜肥厚がみられる．

に発症する．画像所見では骨融解や隣接する軟部組織浸潤が認められ，眼窩，中頭蓋，海綿静脈洞にも浸潤し血管を侵す．非浸潤性と同様に T2 強調像にて病変が低信号であり，造影にて増強されることが特徴的である．CT ではやや高吸収を呈する．慢性浸潤性は健常者でも生じ，その画像所見は急性と同様である．

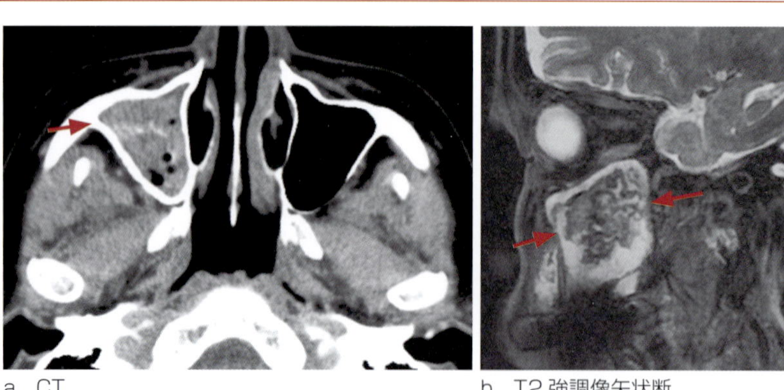

a. CT　　b. T2 強調像矢状断

図 5　アレルギー性真菌性副鼻腔炎

a. 右上顎洞内に淡い高吸収の成分を伴った粘液貯留が認められる（矢印）．上顎洞壁の硬化性変化を伴う．
b. 上顎洞内は，粘膜肥厚は高信号を呈し，内腔に充満している粘液は乾燥化に相当しあたかも空気があるような著明な低信号を呈する（矢印）．

❺ granulomatosis with polyangiitis（Wegener 肉芽腫症）（図 6）

Granulomatosis with polyangiitis は病理学的に全身の壊死性肉芽腫性血管炎，上気道と肺を主とする壊死性肉芽腫性炎，巣状糸球体腎炎を合併する膠原病類似疾患で，鼻副鼻腔，眼窩に肉芽腫性変化が生じる．初期には鼻中隔軟骨の侵食・破壊が生じ，鼻中隔穿孔とこれに伴う鞍鼻を認める．神経障害をきたし肉芽腫性変化あるいは血管炎が頭蓋内に進展することもある．

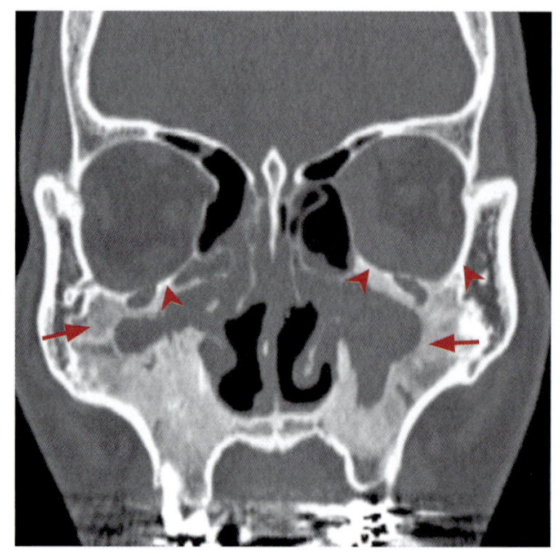

図 6　granulomatosis with polyangiitis（C T）

両側上顎洞内に軟部組織が認められ（矢印），上顎骨の硬化が著明あり，慢性副鼻腔炎を表す．眼窩内にも外眼筋から筋円錐外を侵す異常な軟部組織が認められる（赤矢頭）．

3 腫瘤・腫瘍性疾患

鼻副鼻腔には多種多様な腫瘍性病変が生じる．良性の腫瘤で画像診断となるものは antrochoanal polyp や乳頭腫である． 悪性腫瘍性病変のほとんどは上顎洞の扁平上皮癌であるが，そのほかにも多種の悪性腫瘍が発生する．画像診断では非特異的な所見が多く，良悪性の鑑別まで可能であっても組織学的診断までは難しい．しかし，ある程度特徴的な画像所見があり，そのほか頻度，年齢，性差，部位，症状が有用となる．

❶ 移行上皮性乳頭腫（transitional cell papilloma）

移行上皮性乳頭腫は Schneider 粘膜から発生し扁平上皮分化を特徴とする中間群である．頻度は鼻腔腫瘍の 0.5 ～ 4％で比較的稀な腫瘍であるが，画像診断の適応となり診断する機会は多い．内方発育型 (内反性；inverted type）が最も多く，約 60％の頻度である．ほかに乳頭状外側発育型（exophytic type あるいは fugiform type），oncocytic type がある．前者は鼻腔の鼻中隔に発生，後者は外側壁に発生し，約 10％に扁平上皮癌が潜在する [6]．

内反性乳頭腫の好発年齢は 40 ～ 70 歳である．側壁の上顎洞自然口周囲に発生して鼻腔および上顎洞内に広がり，上顎洞内では慢性副鼻腔炎を伴っていることが多い．稀に鼻腔にない孤立病変として，前頭洞や蝶形骨洞にも発生する．再発が多く（10 ～ 70％；術式によりその率に幅がある），内視鏡的鼻内手術により再発率は低下している（平均 13.4％）[7]．再発を防止するには全摘が最も有効であるので，術前の内視鏡および画像にて正確な腫瘍進展診断に努める．癌合併の合併は約 10％であり，そのうちで癌同時例は約 65％，癌化例は残る約 35％である． CT 像では鼻腔あるいは副鼻腔内の表面分葉状を呈する片側性腫瘤，MRI では T2 強調像または Gd 造影 T1 強調像における脳回状の所見を呈する（図 7）．MRI のほうが質的診断にも有用である．

乳頭腫内の癌の潜在所見は，腫瘍内部の増強効果のない成分として認められるが例外もある .

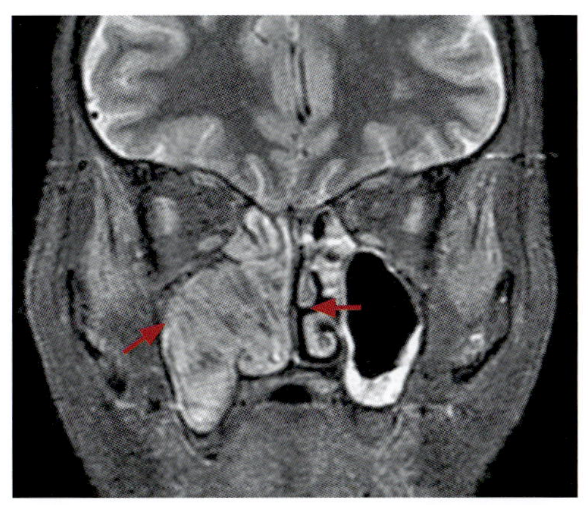

図 7 内反性乳頭腫 （T2 強調像冠状断）

鼻腔から上顎洞に進展する分葉状の腫瘤を認め，内部は脳回状の層状パターンを呈する（矢印）．脳回状の信号変化は腫瘤全体に及ぶ．

❷ 扁平上皮癌（squamous cell carcinoma）（図 8）

副鼻腔の癌の約 60 ～ 70％は上顎洞にみられ，鼻腔，篩骨洞がこれに次ぐ．約 80％が扁平上皮癌である[8]．扁平上皮癌の発生は，洞内部の多列繊毛上皮が重層扁平上皮化生するとともに発癌過程が生じることに起因し，慢性炎症が大きく関与する．中高年の男性に多く，ニッケル曝露，木製家具，クロムなどに関わる作業者に発生率が高い[9]．しかし近年，内視鏡的鼻内手術による副鼻腔炎の早期治療により癌の母地が少なくなったため，扁平上皮癌の頻度は減少している[10]．

その画像所見は組織型に関わらず非特異的であり，画像の役割は進展診断が重要である．MRI にて腫瘤は T1 強調像にても中等度の信号を呈し，T2 強調像にて中等度信号で，造影にて増強効果がみられる．腫瘍は増大すると壊死や出血成分を伴う．MRI は腫瘍部と非腫瘍部（二次性閉塞性変化）を分けるのにも役立つ．CT にては不整な骨破壊を伴う軟部組織腫瘤として描出され，骨の再構築は通常生じない．副鼻腔外への進展形式として直接進展あるいは神経周囲進展がある．上顎洞癌では特に頭側（眼窩および篩骨蜂巣，篩骨篩板），背側（翼突板および翼口蓋窩）への進展の有無が予後に重要である．内側の眼角と下顎角を結ぶ理論上の平面を Öhngren 線といい，後上部と前下部に分けられる．前下部の扁平上皮癌は比較的予後がよい．

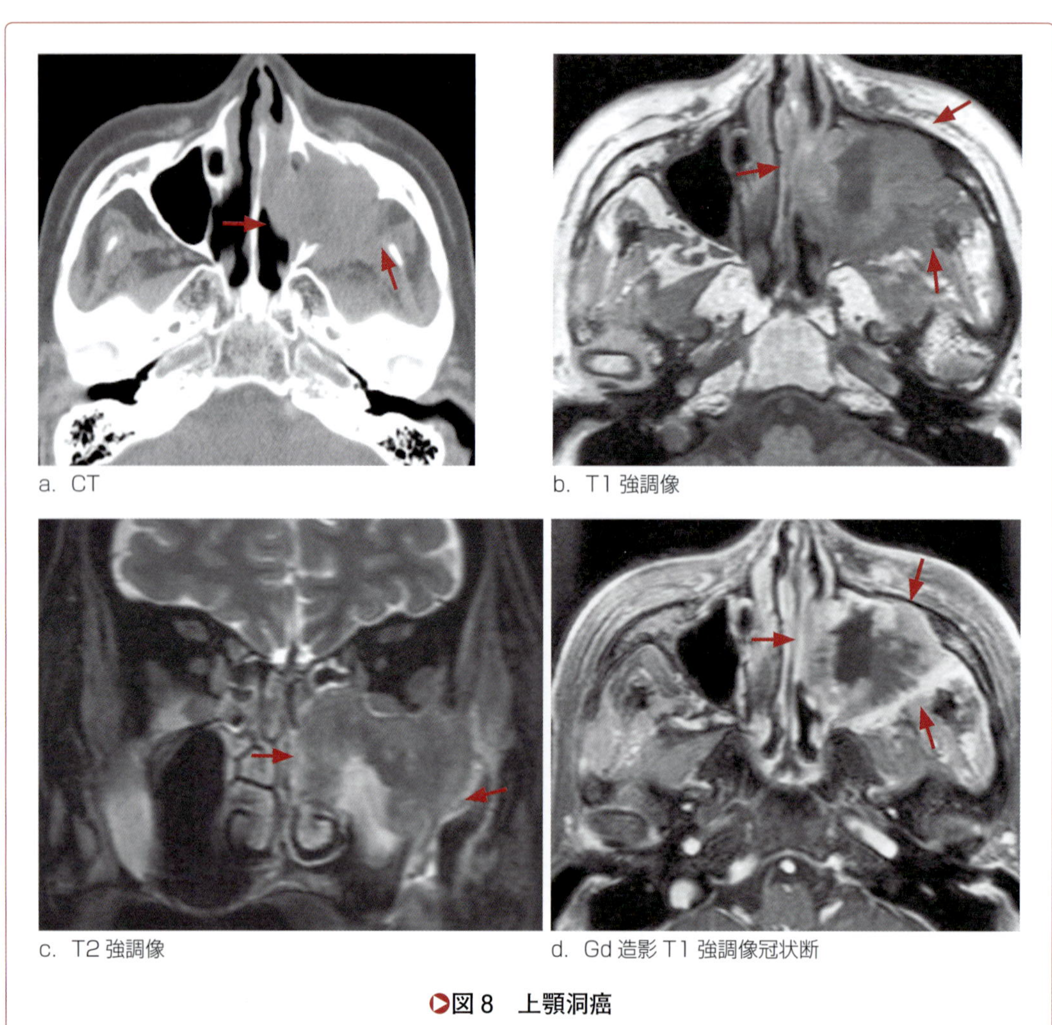

a. CT　b. T1 強調像　c. T2 強調像　d. Gd 造影 T1 強調像冠状断

図 8　上顎洞癌

a. 左上顎洞に軟部組織濃度が認められ，外側から後壁の骨破壊を認める．内側壁の破壊もみられる（矢印）．b, c. 上顎洞壁に沿って，外側から後壁および内側の壁に沿った腫瘤が認められる（矢印）．上顎洞内は内側の腫瘤による排泄孔閉鎖に伴う粘液の貯留を認める．d. 造影にて腫瘤は不均一に増強される（矢印）．

リンパ節転移は少なく，局所制御が生命予後に反映する．治療は三者併用療法が適応となり，超選択的動注療法も行われ良好な結果が報告されている．

上顎洞癌手術例での画像では術後の正常粘膜は整で中等度に薄いが，不整な肥厚あるいは軟部組織の結節様変化は再発が疑われる．

❸ 腺様嚢胞癌（adenoid cystic carcinoma）

副鼻腔に生じる小唾液腺由来の悪性腫瘍は10％の頻度でみられ，腺様嚢胞癌が35％を占める．

腺様嚢胞癌は頭頸部に特徴的な癌である．その発生は副鼻腔領域では上顎洞と鼻腔が多く他の副鼻腔は稀である[9]．発症は若年でもあり，長い経過で10～20年後でも再発することがある．病理像では充実性腫瘍部と嚢胞変性，壊死，漿液・粘液貯留の部分が混在し，画像上もこれらの変化を反映する（図9）．神経周囲進展をきたしやすく，骨条件のCTで神経孔の拡大や破壊，MRIでは脂肪抑制Gd造影T1強調像における増強効果が認められる[11]．そのほかに小唾液腺由来の悪性腫瘍としては腺癌，粘表皮癌も発生し，主に口蓋部に生じる．

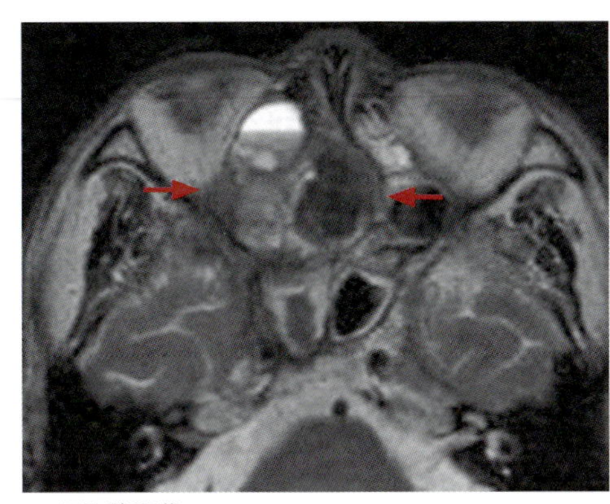

a．T2強調像

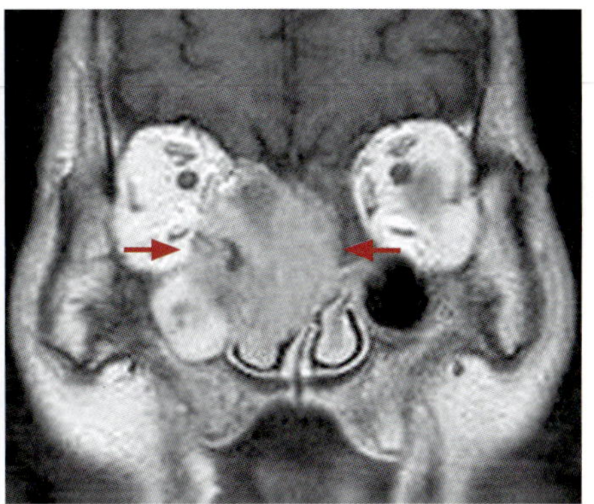

b．Gd造影T1強調像冠状断

図9 腺様嚢胞癌

鼻腔から篩骨洞および上顎洞に進展する腫瘤を認める（矢印）．aにて内部は不均一な信号を呈し，嚢胞成分を表す高信号内にも液面形成が認められ出血成分あるいは高蛋白成分が混在する．bにて腫瘤は増強される．

❹ 悪性リンパ腫（malignant lymphoma）

鼻副鼻腔領域の悪性リンパ腫は全身のリンパ腫あるいはAIDSに合併する．非ホジキンリンパ腫が多く，うち鼻腔原発のものでは鼻NK/T細胞リンパ腫（natural killer/T-cell lymphoma）が，副鼻腔原発ではびまん性大型B細胞性リンパ腫（diffuse large B-cell lymphoma）が多く，ほかにMALTリンパ腫も発生する．副鼻腔では上顎洞に多く発生する．いずれのタイプも細胞密度が高く，この特徴が画像に反映する．単純CTでは筋肉とほぼ同等の低吸収を，造影CTでは比較的均一な軽度～中等度の増強効果を示す．MRIではT1強調像，T2強調像にて中等度の均一な信号を呈する．びまん性大型B細胞性リンパ腫では腫瘤は塊状で洞を充満せしめる．後方の脂肪織にも骨破壊を伴うことなく浸潤することがある．造影では中等度に造影されるが（図10），増強効果がみられないものもある．骨条件のCTでは骨変化はさまざまな所見を示し，溶骨性，硬化性いずれも呈する．

鼻腔由来の悪性リンパ腫では45％がNK/T細胞，T細胞由来が21％なので66％がNK/T細胞リンパ腫で，残りがB細胞由来である．鼻NK/T細胞リンパ腫は病理的にもリンパ浸潤の炎症性変化が強く壊死をきたし，これらが画像に反映される．鼻腔に広範に浸潤し時に両側性で，びまん性に薄い鼻甲介浸潤が認められる．

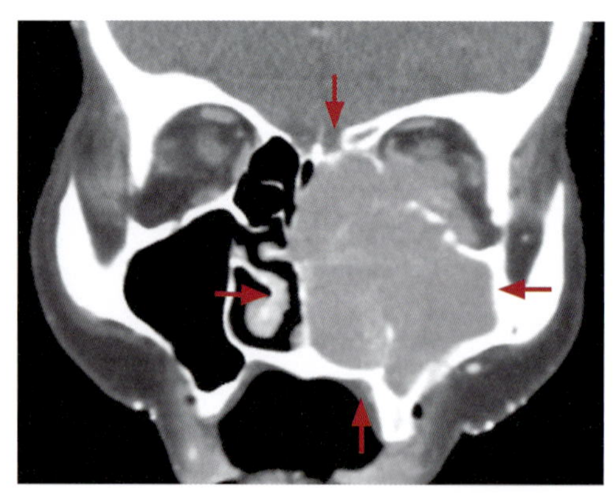

図 10　悪性リンパ腫造影 CT 冠状断
上顎洞を占拠するほぼ均一で，淡い増強効果をもつ腫瘤性病変が認められる（矢印）．眼窩にも進展しているが，眼窩底の骨の破壊は部分的である．

❺ 悪性黒色腫（malignant melanoma）（図 11）

悪性黒色腫は，鼻副鼻腔領域の悪性腫瘍の中では 2.5 ～ 5%の頻度でみられる．鼻腔由来が約 70%で，次に上顎洞に由来し，篩骨洞，蝶形骨洞由来は稀である．出血をきたしやすく腫瘍内外の出血が画像にも反映される．有色素性では，内視鏡にて黒色腫瘤として認められ診断がつきやすい．MRI ではメラニン含有を反映して，T1 強調像で高信号，T2 強調像で低信号を呈する成分をもつのが特徴的で，Gd による増強効果もみられる．10 ～ 30%で無色素性であり，肉眼的にも画像診断でも特徴的でない場合もある．CT では骨の菲薄化や融解像が認められる．

❻ 嗅神経芽腫（olfactory neuroblastoma）

嗅裂を中心とした鼻腔頭側部の嗅粘膜から発生する稀な神経堤由来の腫瘍である．篩板に接した腫瘤で，篩骨洞さらに上顎洞に進展する（図 12）．さらに篩骨篩板を介して前頭蓋底から頭蓋内に分葉状に進展する．通常は片側性であるが両側の副鼻腔を占めることもある．好発年齢は 11 ～ 20 歳，50 ～ 60 歳代の 2 つピークがみられる．CT では腫瘍内の点状あるいは腫瘤全体の石灰化や鼻甲介や近傍の副鼻腔壁の過骨化が認められることがある．MRI では，T1 強調像にて低信号，T2 強調像にて高信号を示し，造影にて不均一に増強される腫瘤として描出される．前頭蓋窩を破壊する鼻副鼻腔腫瘍で，頭蓋内成分の辺縁に沿って広基性の嚢胞成分をもつ場合は嗅神経芽腫が疑われる[12)]．放射線治療反応性で，切除可能な低悪性病変であれば外科的手術が適応となるが，悪性病変，再発，残存病変では放射線治療が適応となり，化学療法も併用される．

❼ 横紋筋肉腫（rhabdomyosarcoma）

横紋筋肉腫は 35 ～ 50%で頭頸部に生じる．眼窩領域に発生するものが多いが，鼻副鼻腔にも 1.5% ～ 8.1%に発生する．腫瘍の 43%は 5 歳以下，78%は 12 歳以下に生じ，小児鼻副鼻腔悪性腫瘍として重要である．頭蓋内浸潤，リンパ節転移が高頻度に生じる．画像診断ではきわめて著明に増強される腫瘤として認められる．

❽ 若年性血管線維腫（juvenile angiofibroma）（図 13）

若年性血管線維腫は思春期前後の男性に発生するのが特徴で，鼻咽頭血管線維腫ともいわれる．

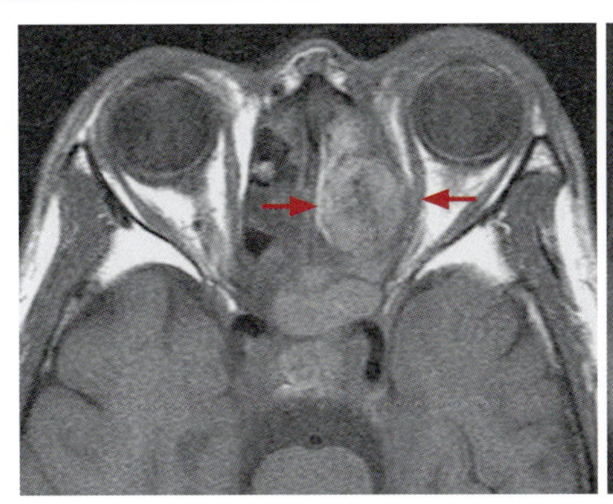

a. T1 強調像

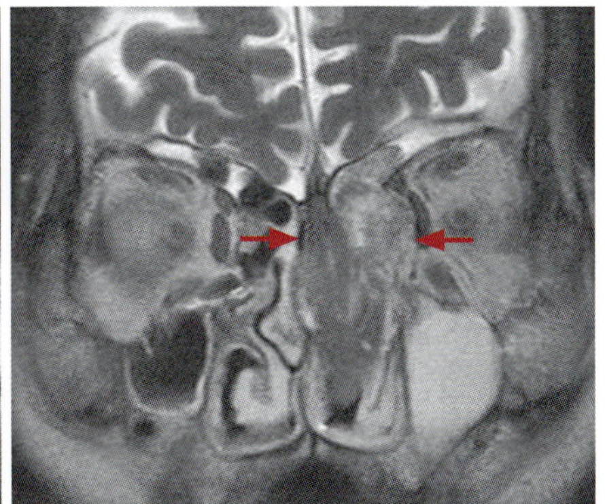

b. T2 強調像冠状断

図 11　悪性黒色腫

左中鼻甲介から下鼻甲介を侵す腫瘤を認め（矢印），a では内部に高信号の成分をもち，b で腫瘤全体が低信号を呈する．

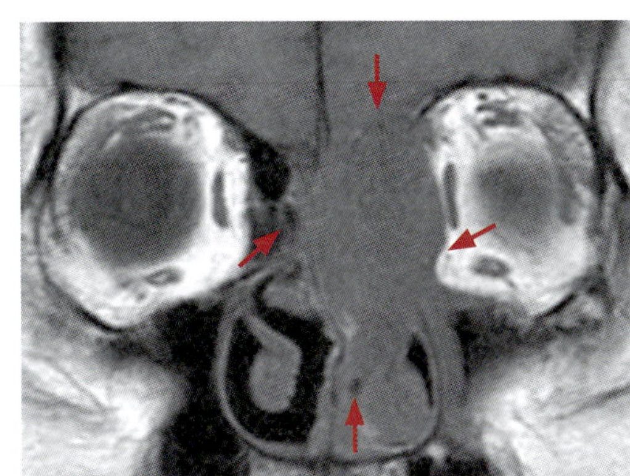

a. T2 強調像

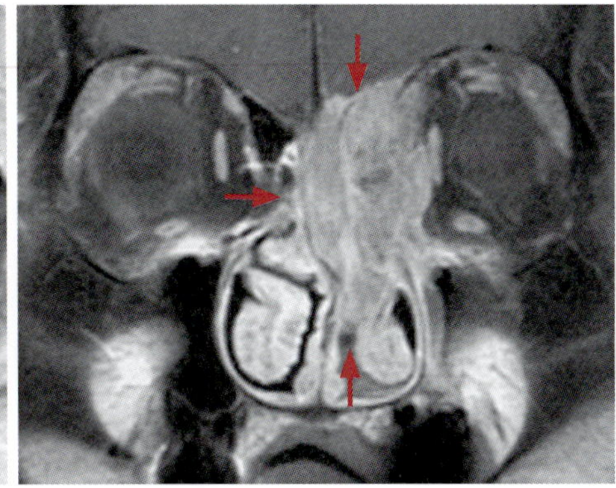

b. Gd 造影 T1 強調像

図 12　嗅神経芽腫

篩骨洞から鼻腔に a にて脳皮質とほぼ等信号，b にて不均一に増強される充実性腫瘤が認められる（矢印）．明らかな嚢胞成分は認めない．篩板を侵し，わずかに前頭蓋底に進展する．閉塞による上顎洞内液体貯留を伴う．

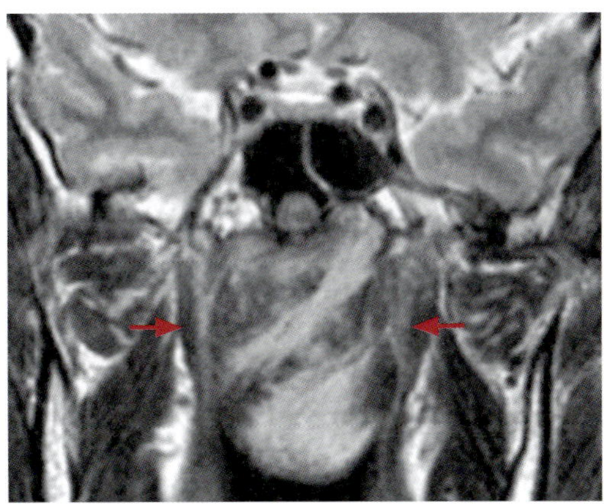

T2 強調像

図 13　若年性血管線維腫

鼻腔後壁から上咽頭に進展し下垂する腫瘤を認める（矢印）．
内部は不均一な低信号を呈し，帯状の低信号部もみられる．

鼻腔の後外側壁あるいは上咽頭から発生し，腫瘍の内部は発達した血管があり，蝶口蓋孔を介し鼻腔外である翼口蓋窩，側頭下窩に進展，また蝶形骨洞，上顎洞，中頭蓋窩にも進展する．臨床症状は鼻閉および鼻出血である．CT では翼口蓋窩および鼻咽頭の腫瘤性病変として認められる．MRI では T1 強調像にて低～中等度信号，T2 強調像にて中等度～高信号をきたす．腫瘍の内部にはきわめて発達した血管による多数の flow void を認め，増強効果が著明である．治療は頭蓋内進展のない場合は外科的治療が選択され，術前に動脈塞栓術も適応となる．頭蓋内に進展した場合は放射線治療が選択される．再発しやすく画像による経過観察を要する．

❾ 血瘤腫（blood boil），**基質化血腫**（organized hematoma）

血瘤腫は本邦における臨床上の疾患概念で，報告当初は鼻茸内の出血が血瘤を形成したものの呼称であったが，現在は鼻副鼻腔に生じる易出血性良性腫瘤の総称とされ，本体は基質化血腫で，真の腫瘍ではない．鼻出血，鼻閉，頬部腫脹などの悪性腫瘍類似の臨床症状を呈する．その原因は血管腫，外傷，炎症などで発生は上顎洞自然口近傍が多い．病理像では血栓形成，変性壊死，線維化などの器質化血腫像を認める．成人発生が多いが小児例もある．画像上の特徴は膨張性発育，繰り返す新旧の出血像と増強効果である．MRI ではこれらを反映して T1 強調像，T2 強調像で不均一な信号をきたす．ヘモジデリン沈着により T2 短縮がみられ，Gd にて増強効果を認める（図 14）．上顎の膨隆性骨破壊を伴う腫瘤としても報告がみられる．

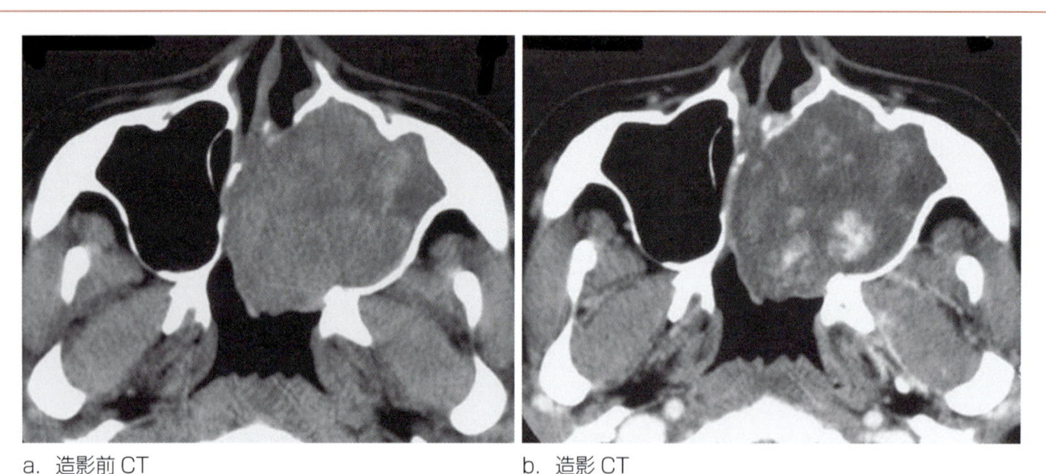

a．造影前 CT　　b．造影 CT

▶図 14　血瘤腫　基質化血腫

左上顎洞自然口を中心に上顎洞に進展する腫瘤を認める．内部は粘液よりもやや高い濃度を呈する．造影にて斑状に増強される部分が散在してみられる．後方に膨隆性変化をきたし，また上顎洞壁の硬化を伴う．

2 上咽頭

1 上咽頭の基本的特徴

上咽頭とは軟口蓋より頭側の咽頭腔を指す．その上壁は蝶形骨体部下面および斜台下面に接し，後壁は第 1 ～ 2 椎体の前部で，後上部に咽頭扁桃がある．咽頭は咽頭粘膜と咽頭収縮筋から構成される．上咽頭は頭蓋底とともに，頭蓋外病変の頭蓋内進展あるいは頭蓋内病変の頭蓋外進展に関わる重要な領域である．さらに腹側にて鼻副鼻腔と連続し，両側外側では耳管を介して中耳腔と連続する．

2　上咽頭の代表的疾患

❶ 上咽頭腫瘍（epipharynx tumor）（図 15，16）

上咽頭腫瘍の約 70％が扁平上皮癌であり，その次に悪性リンパ腫が 20％の頻度で生じる．残る 10％に未分化癌，腺様嚢胞腫瘍，腺癌も生じる．上咽頭腫瘍は北米では少ないが，アジア特に中国で非常に多く約 20％を占める．上咽頭腫瘍は Epstein-Barr virus（EBV）感染と密接な関係がある．発生部位は後上壁，側壁，下壁に分類されるが，Rosenmüller（ローゼンミューラー）窩を含む後上壁または側壁からの発生が多い．症状をきたさない部位であるので初期は無症状であるが，進行して腫瘍による耳管開口部の閉塞による滲出性中耳炎として来院することが多い．また深部浸潤による下位脳神経症状や頸部リンパ節腫大にて来院することもある．上咽頭腫瘍では，原発巣が小さくても，頸部リンパ節転移が大きい場合がある．

上咽頭に限局する小さな癌の場合には，Rosenmüller 窩や耳管開口部の不明瞭化や信号変化，口蓋帆挙筋，口蓋帆張筋の境界不明瞭化などが癌を示唆する．脂肪抑制造影 T1 強調画像が有用で，腫瘍は増強される．T2 強調画像にて粘膜よりも軽度低～等信号で，筋肉よりも軽度高信号をきたす．CT では頭蓋底の硬化性あるいは溶骨性変化の評価を行う．

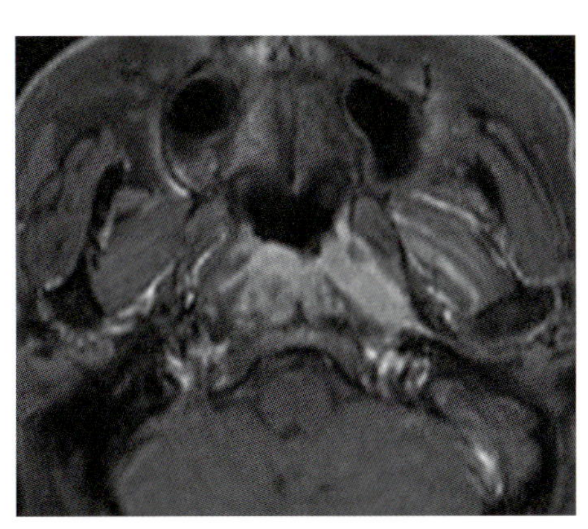

図 15　上咽頭腫瘍（脂肪抑制 Gd 造影 T1 強調像）

左側壁から後壁にかけて増強される腫瘤性病変を認める．Rosenmüller 窩に進展する．

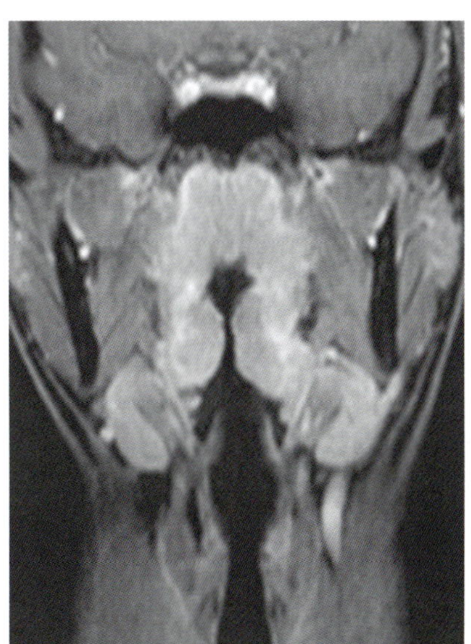

図 16　悪性リンパ腫（脂肪抑制 Gd 造影 T1 強調像）

上咽頭，口蓋扁桃のほぼ左右対称的な腫大と均一な増強効果が連続して認められる．

文　献

1）豊田圭子，他：鼻・副鼻腔　頭頸部の診断と治療 update．臨床放射線　53（11）：1363-1382, 2008.

2）Mafee MF, et al : Functional endoscopic sinus surgery: anatomy, CT screening, indications, and complications. AJR 160 : 735-740, 1993.

3）Zinreich SJ : Imaging for staging of rhinosinusitis. Ann Otol Rhinol Laryngol Suppl 193 : 19-23, 2004.

4）Som PM, et al : Chronically obstructed sinonasal secretions : observations on T1 and T2 shortening. Radiology 172 : 515-520, 1989.

5）Mukherji SK, et al : Allergic fungal sinusitis : CT findings. Radiology 207 : 417-422, 1998.

6）Barnes L, Eveson JW, Reichart P, Sidransky D, Eds : Pathology and Genetics of Head and Neck tumors. World Health Organization classification of tumours. IARC Press, 2005.

7）Lawson W, et al : Treatment outcomes in the management of inverted papilloma : an analysis of 160 cases. Laryngoscope 113 : 1548-1556, 2003.

8）Loevner LA, et al : Imaging of neoplasms of the paranasal sinuses. Magn Reson Imaging Clin N Am 10 : 467-493, 2002.

9）Som PM, Brandwein M : Tumors and tumor-like conditions.（In）Som PM, Curtin HD: Head and neck imaging 4th ed. Mosby-Year book, St Louis, pp261-373, 2003.

10）Report of head and neck cancer registry of Japan clinical statistics of registered patients, 2002. 頭頸部癌学会 32 : Suppl, 2006.

11）Ginsberg LE, et al : Imaging of perineural tumor spread from palatal carcinoma. AJNR Am J Neuroradiol 19 : 1385-1386, 1998.

12）豊田圭子：4-頭蓋底・上咽頭．小玉隆男編：眼窩・耳鼻咽喉・口腔領域の MRI．メジカルビュー社，東京，pp102-125，2004.

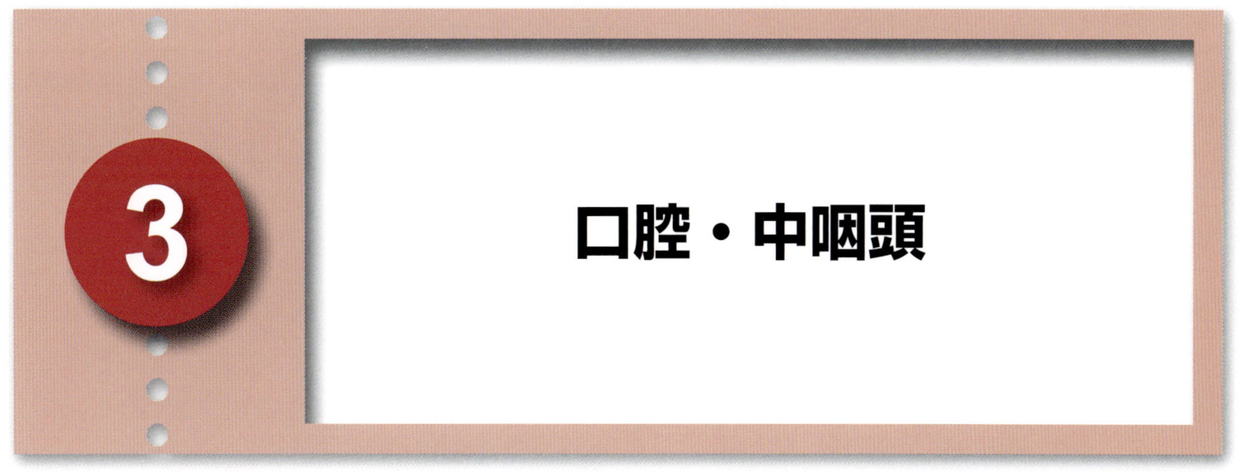

3 口腔・中咽頭

口腔・中咽頭は咀嚼，嚥下，発音を担う複雑な解剖学的構築を有し，狭い空間に多様な疾患を認める特殊な臓器であるが，その発生や進展を正確に診断するうえで複雑ながらも重要な解剖学的構造物を把握しておくことが診断の一助となる．

1 口腔および中咽頭解剖のポイント（図 1）

口腔は舌，頬粘膜，上・下歯槽と歯肉，口腔底，硬口蓋が含まれる範囲で，歯列と歯槽弓により口腔前庭と固有口腔に分けられる．口腔前庭は歯列と口唇・頬粘膜の間の空間で固有口腔は歯列の内側で舌・口腔底，口蓋が含まれる．舌の有郭乳頭より前方 2/3 が口腔に属している．舌筋には内舌筋（上・下縦舌筋，横舌筋，垂直舌筋）と外舌筋（舌骨舌筋，茎突舌筋，オトガイ舌筋）がある．口腔底は前方から外側には下歯槽の舌側面や下顎骨歯槽突起，後方は舌付着部の舌下面により境界される．顎舌骨筋より上内側が舌下間隙，下外側が顎下間隙となる．下顎骨の最後臼歯の後方に臼後隆起があり，臼後三角（retromolar trigone）と呼ばれる．

中咽頭は硬口蓋・軟口蓋の移行部が上限で，軟口蓋が上壁となる．下限は喉頭蓋谷底部に相当する領域である．前壁は舌根部（舌後方 1/3）にあたり舌扁桃が存在する．側壁は口蓋扁桃，口蓋舌弓（前扁桃柱），口蓋咽頭弓（後扁桃柱）や舌扁桃溝が含まれる．また，臼後三角と背側にある口蓋舌弓（中咽頭）とを翼突下顎縫線が境しており，周囲に脂肪信号がみられるため T1WI 水平断で同定可能である．これは上方が蝶形骨の翼状突起（翼突鉤），下方は下顎第 3 大臼歯の後方すなわち臼後三角の粗面内側に付着する直線状の腱状組織である．前方には頬筋，後方は上咽頭収縮筋が起始することからも口腔と中咽頭の境界線であり腫瘍進展の評価の際に重要な構造物である（図 2）．中咽頭後壁は，咽頭収縮筋で構成され深部に後咽頭間隙，椎前筋が存在する[1]．

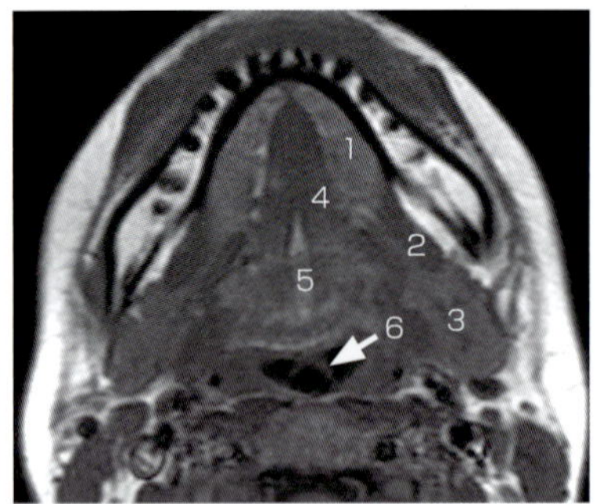

a. 下顎骨体部レベルの水平断像

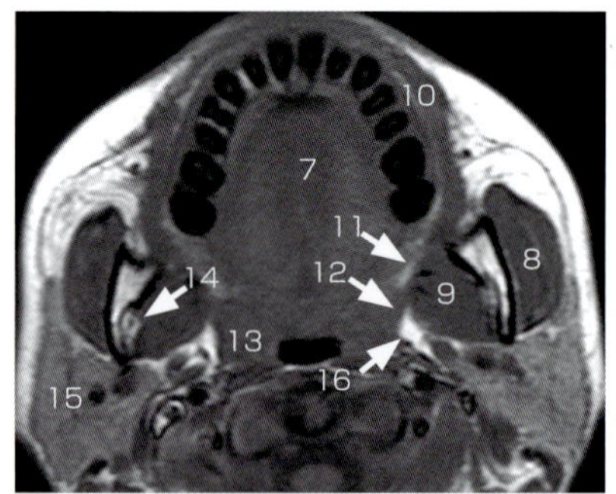

b. 下顎枝レベルの水平断像

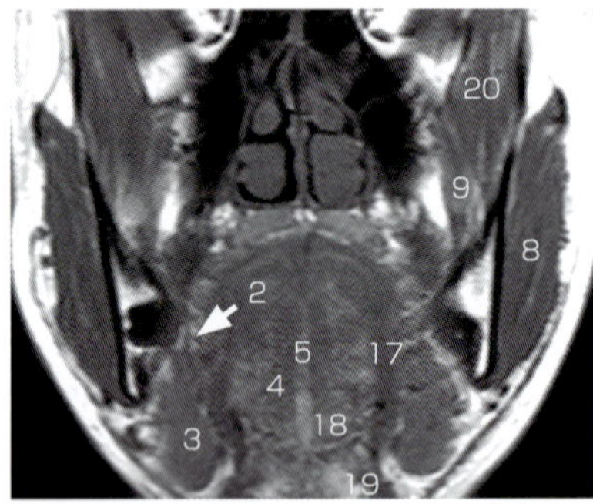

c. 下顎最後臼歯部レベル冠状断像

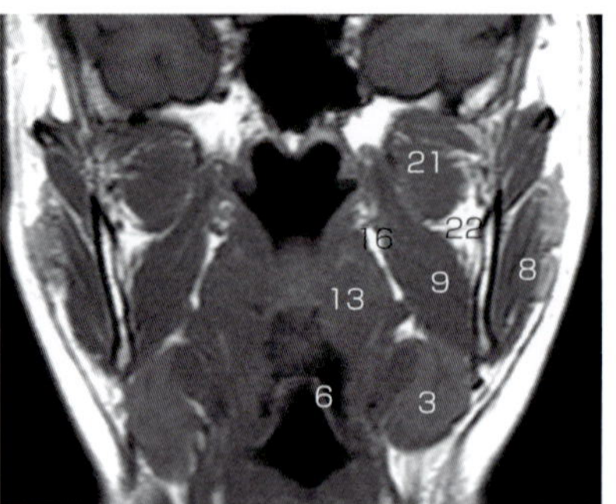

d. 下顎枝レベル冠状断像

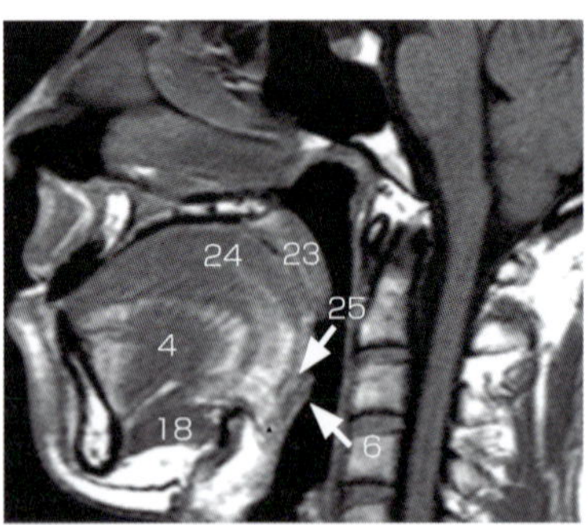

e. 正中矢状断像

1. 舌下腺（舌下間隙）
2. 顎舌骨筋
3. 顎下腺
4. オトガイ舌筋
5. 舌中隔
6. 喉頭蓋
7. 舌体部
8. 咬筋
9. 内側翼突筋
10. 頬筋
11. 翼突下顎縫線
12. 上咽頭収縮筋
13. 口蓋扁桃
14. 下顎孔・下顎神経
15. 耳下腺
16. 傍咽頭間隙
17. 舌骨舌筋
18. オトガイ舌骨筋
19. 顎二腹筋（前腹）
20. 側頭筋
21. 外側翼突筋
22. 翼突下顎間隙
23. 軟口蓋
24. 上縦舌筋
25. 喉頭蓋谷

図 1　口腔・中咽頭の MRI 正常解剖（T1 強調像）

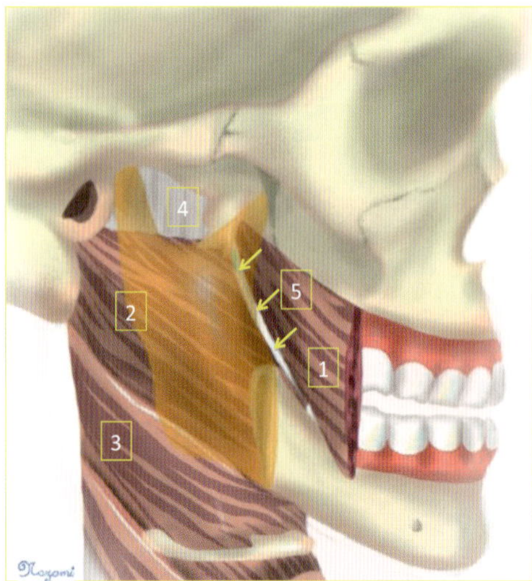

1. 頬筋
2. 上咽頭収縮筋
3. 中咽頭収縮筋
4. 咽頭頭底筋膜
5. 翼突下顎縫線（→）

図 2　翼突下顎縫線と周囲筋組織

2 口腔疾患

1 炎症性疾患

❶ 急性口底炎および口底蜂窩織炎（floor of the mouth cellulitis, abscess）

急性口底炎は辺縁性歯周炎や根尖性歯周炎（根尖病巣）の急性転化や急性智歯周囲炎からの波及が多いが，外傷や歯科治療による粘膜損傷と感染あるいは顎骨骨髄炎によることもある．化膿性炎症の限局型では舌下間隙に膿瘍が局在し浮腫を示すが口底蜂窩織炎（図 3）に進展すると後方の顎下間隙に連続して波及し開口障害や嚥下障害をきたす．時にルードヴィヒアンギーナ（Ludwig angina）と呼ばれる進行性の気道閉塞をきたす重症型もある．MRI や CT では舌下間隙や顎下間隙の濃染と膿瘍部では辺縁の増強が認められる．原因歯の評価に dental CT や歯科用 cone-beam CT が有用である．

3

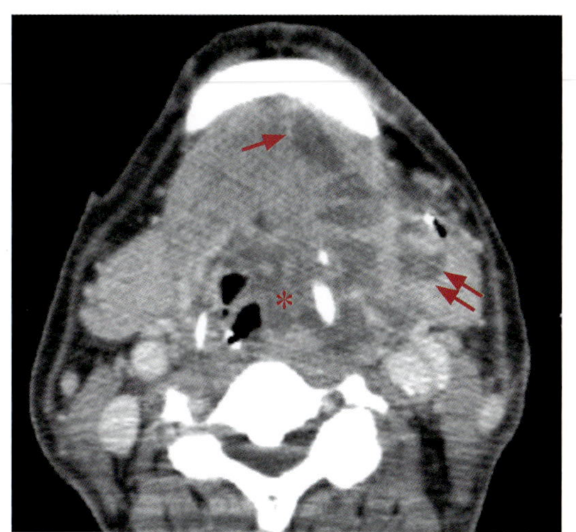

▶図 3　口底蜂窩織炎：造影 CT（67 歳，男性）

左側口腔底から舌下間隙（矢印）・顎下間隙（二重矢印）および上喉頭領域（*）に拡大する膿瘍を認め，辺縁に軽度の造影増強効果を認める．

2 口腔底・顎下部嚢胞性

❶ ガマ腫（ranula）

口腔底の薄い被膜の淡青色の貯留嚢胞で若年者に多い．その成因は諸説があるが，舌下腺排泄管（Bartholin' s duct）などの損傷によるとされ，唾液や分泌粘液の漏出で線維性結合織に覆われた仮性嚢胞が多い．外傷や炎症，唾石や外科的操作後などによるが原因が明らかでない場合も多い．稀に成人以降に顎下腺排泄管の閉塞で嚢胞壁に上皮組織を伴う真性嚢胞もみられる．口腔底に限局するのは舌下型ガマ腫で，左右どちらかに偏在する．さらに，漏出した分泌粘液が顎舌骨筋の後方をまわるか，筋間を通って顎下部に貯留した場合は顎下型ガマ腫（plunging ranula）（図 4）と呼ばれる．舌下部と顎下部の両方に貯留する場合は舌下・顎下型ガマ腫という．鑑別には甲状舌管嚢胞，皮様嚢腫 / 類表皮腫や嚢胞状リンパ管腫などがある．外科的治療としては，口腔内や顎下三角からのアプローチがあり舌下型，顎下型で異なる．術式も嚢胞摘出術，開窓術，舌下腺摘出術があるが再発

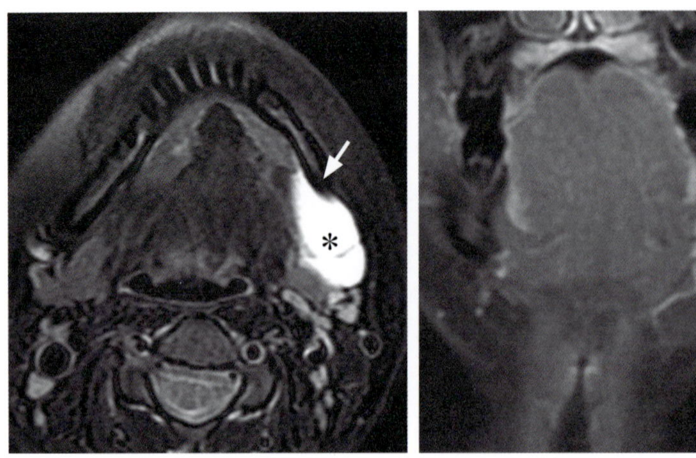

a. 水平断 MRI T2 強調像　　b. 冠状断造影 T1 強調像

図 4 顎下型ガマ腫（plunging ranula）（19 歳，男性）

a. 左側顎下間隙に高信号域を認め（＊），前方は舌下間隙にのびる "tail sign" を伴っている（矢印）.
b. 内部は増強されず（＊），やや厚い辺縁に増強効果を認める.

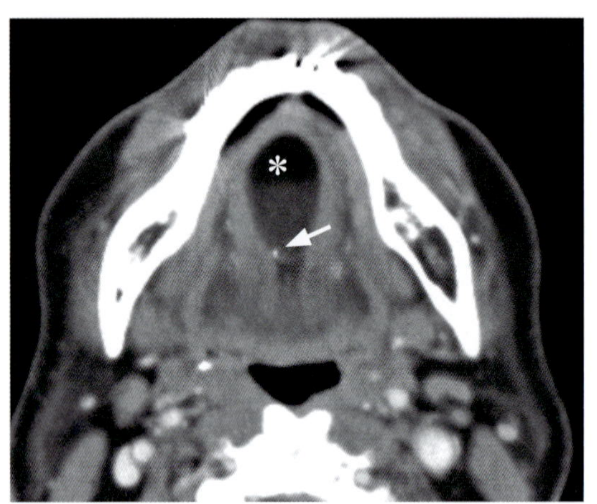

図 5 皮様嚢腫 dermoid cyst 造影 CT（20 歳，女性）

口腔底正中部に液面形成し，上層に脂肪濃度を認める（＊）．また内部には小石灰化物も含まれている（矢印）.

率低下のため，嚢胞摘出や開窓術に舌下腺摘出の併用が多い．その他，最近では，炎症に伴う内溶液の吸収をはかる OK-432（ピシバニール）注入も行われている.

❷ 皮様嚢腫（dermoid cyst）/ 類表皮腫（epidermoid cyst）

先天的な上皮性の封入体や遺残からなる嚢胞性腫瘤で，扁平上皮と線維性の壁をもつ上皮性成分のみでは類表皮腫，毛髪や皮脂を含め真皮性の付属器を含む場合は皮様嚢腫と呼ばれる．頭頸部では約 7%にみられ，顎下間隙，舌下間隙，舌根部など口腔底に好発し小児期に発見されやすい．特に皮様嚢腫は正中に多い．CT では，類表皮腫は低濃度の境界明瞭な腫瘤を呈するが，脂肪，混合性の液体濃度，石灰化など混在すると皮様嚢腫が疑われる（図 5）．MRI で，皮様嚢腫は T1 強調像で限局性か散在性の脂肪信号を示す．石灰化がある部分は T2 強調像で低信号を示す．類表皮腫は T1 強調像で均一な低信号か，高タンパク含有液体は高信号を示し，T2 強調像で均一な高信号を示す．拡散強調像ではともに拡散抑制を認める[2].

3 良性腫瘍および腫瘍類似疾患

❶ 神経鞘腫（schwannoma, neurilemmoma）

頭蓋外神経鞘腫の25%は頭頸部にみられ，口腔では舌・咀嚼筋間隙，下顎骨内に下顎神経（三叉神経第3枝）由来の腫瘍として認められる．特に，下顎角や下顎体部後方に多く，前方では稀である．CTでは下顎孔，下顎管またはオトガイ孔の拡大が特徴的で，dental CTや歯科用cone-beam CTが有用である[3)]．腫瘍は造影増強され，単房性あるいは多房性で辺縁は明瞭時にダンベル型を示す．特に下顎管内に発生する場合は類円形を示す[4)]（図6）．T1強調像，T2強調像でも病変は出血や粘液様変性で信号多彩で，造影増強効果もさまざまであるが，神経に沿う増強は特徴的である．鑑別は，神経線維腫，エナメル上皮腫や角化嚢胞性歯原性腫瘍などあげられる[5)]．

❷ 静脈奇形（venous malformation）

先天的な静脈遺残であり，大半は出生時に見つかる．浸潤性に進展する多分葉状の軟組織腫瘤で，不規則な静脈路を有し，リンパ奇形が混合することもある．思春期，妊娠，外傷または感染後に急

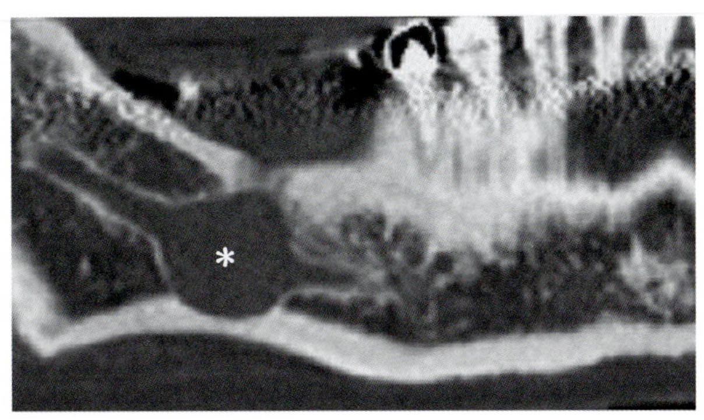

図6 下歯槽神経由来の神経鞘腫（dental CT curved reformation）（57歳，女性）
下顎骨右側体部において下顎管の境界明瞭で辺縁円滑な円形の拡大を認める（＊）．

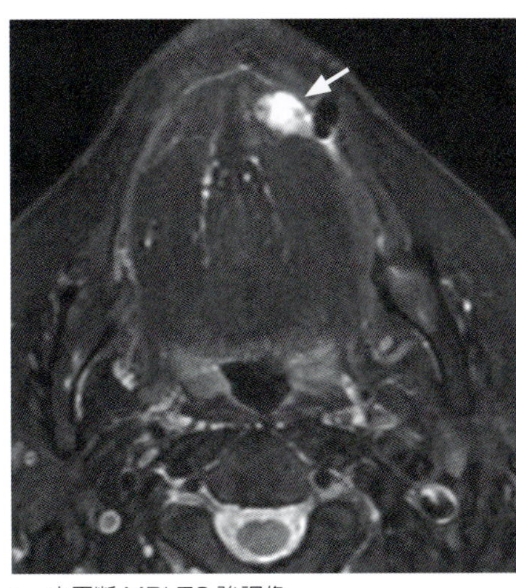

a. 水平断MRI T2強調像

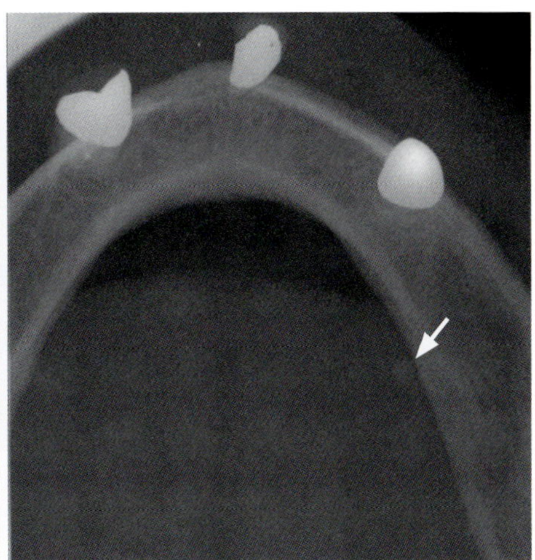

b. オクルーザルフィルム

図7 静脈奇形（68歳，女性）
a. 左側舌尖部付近に結節状の高信号を認める．内部に静脈結石による粒状の低信号域を含んでいる（矢印）．
b. 左傍正中に静脈結石による粒状の石灰化を認める（矢印）．

速に拡大することがあり，痛みを伴うこともある．通常，静脈結石を伴う．多くは頬粘膜病変で，咀嚼筋間隙や顎下間隙，舌，眼窩や後頸部に単発または多発する．造影増強効果は多彩だが，多くは遅延相で比較的均一に増強される．MRI T1 強調像で筋肉と等～軽度低信号を呈する一方，局在的な脂肪増加がみられることもある．T2 強調像では高信号を示し，静脈路が大きければ，複数の隔壁をもつ嚢胞様の高信号として，間隙に進展する（図 7）．鑑別として，リンパ奇形の場合は出血による液面形成がみられ，静脈結石や造影増強効果がない．また，先天性血管腫は 1 年内に増大する．動静脈奇形は flow void がみられ，嚢胞様部分や静脈結石は稀である．奇形種 / 類上皮腫も鑑別となる．治療は経皮的硬化療法が行われる[6]．

4 歯原性腫瘍

❶ エナメル上皮腫 （ameloblastoma）

胎生期のエナメル器の類似組織からなる歯原性良性腫瘍で，口腔腫瘍の 10% 前後を占め，比較的頻度が高い．20 ～ 40 歳代に好発し，特に下顎角部で大・小臼歯部から下顎枝に多い．上顎骨病変も臼歯部に多く，上顎洞や側頭下窩へも進展することがあり，下顎由来と比し侵襲性が高い．無痛性・膨張性に緩徐に発育し，大小の嚢胞形成のため多房性または単房性嚢胞性腫瘤となる．単純 X 線と CT 所見で，石鹸の泡状の透過像を認める．辺縁は波状や弧状で，骨皮質の膨隆や隣接歯根のナイフエッジ状の吸収像が 30 ～ 40% にみられる（図 8）．埋伏歯や皮質骨の一部断裂を伴う場合もある．これらの所見はデンタルフィルムやパノラマ X 線による評価が基本だが，最近では下顎管との位置関係を同定するため dental CT や cone-beam CT が多い．造影 MRI で嚢胞壁と乳頭状の結節成分が増強される．歯原性嚢胞も炎症を伴うと壁に結節状の増強効果が認められることがある．鑑別診断は角化嚢胞性歯原性腫瘍や含歯性嚢胞などである．再発率が高いため，腫瘍摘出・顎骨部分切除など腫瘍全摘が基本である．悪性転化は約 2% に認める．

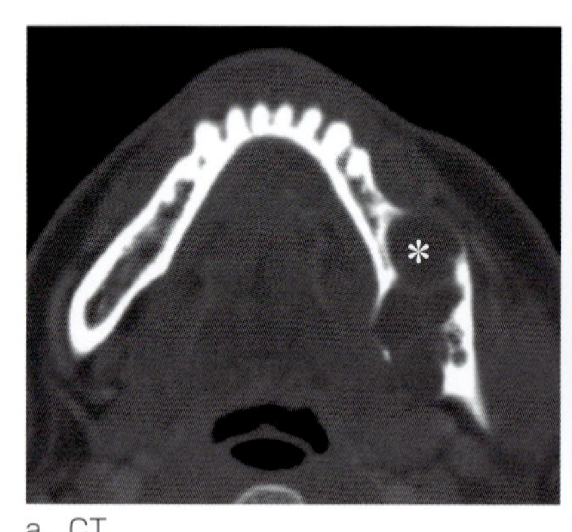

a．CT　　b．水平断造影 T1 強調像

▶図 8　エナメル上皮腫（48 歳，女性）

a．左下顎角部に頬舌方向に膨張性に発育する石鹸泡状の骨破壊を示す腫瘤を認める（＊）．
b．腫瘤は多房性嚢胞を示し，嚢胞壁は不規則に厚く造影増強効果を認める（矢印）．

❷ 角化嚢胞性歯原性腫瘍（keratocystic odontogenic tumor）

2005 年 WHO 分類から歯原性嚢胞（歯原性角化嚢胞；odontogenic keratocyst）から歯原性腫瘍と分類しなおされた．嚢胞内に剥離した角質変性物がある．青壮年で下顎臼歯部から下顎枝にかけて好発し，埋伏歯を伴う場合と伴わない場合とがある．境界明瞭で単房性または多房性である．ケラチンにより腔はやや X 線不透過（milky-way）である．CT では通常の液体よりも高吸収域を示す．骨皮質はむしろ肥厚し軽度波状に変形する（図 9）．隣接歯の圧排偏位は約 26％に認めるが，エナメル上皮腫のような歯根吸収は稀である．上顎発生は通常，小さく単房性，治療は全摘出術だが骨も切除することが多い．術後再発は 2 ～ 5 年以内で 12 ～ 63％と再発率はさまざまである．多発性症例で，基底細胞母斑症候群（basal cell carcinoma syndrome）と関連し 10 歳以下で下顎両側に認めれば Gorlin-Goltz syndrome を疑う[7]．鑑別には含歯性嚢胞やエナメル上皮腫などがある．

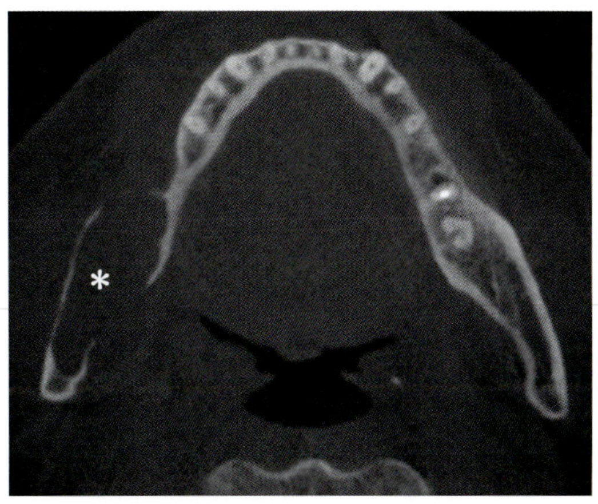

▶図 9　角化嚢胞性歯原性腫瘍　cone-beam CT（37 歳，男性）
右側下顎枝を充満し頬舌側に膨張性に発育する腫瘤性病変を認め，辺縁は波状を呈している（＊）．

5　悪性腫瘍

❶ 舌癌（squamous cell carcinoma（SCCa）of the oral tongue）

90％以上は扁平上皮癌である．舌側縁，舌下面，舌尖部の順に好発する．内向型と外向型の発育様式があり，内向型は外向型に比べ後発頸部リンパ節転移の可能性が高い．また，内舌筋など舌深部への深達度が 8mm 以上では頸部リンパ節転移の頻度が有意に高くなる．したがって，舌内進展 / 深達度の評価は冠状断像によるガドリニウム造影 T1 強調像の信頼性が高い．T1 強調像では病変は低信号で，舌筋間の脂肪組織による高信号の消失で範囲が把握されやすく，造影後脂肪抑制 T1 強調像では増強効果を認め，潰瘍部は辺縁のみ増強される（図 10）．舌下面の病変は口腔底に浸潤しやすく，病変が正中部に及ぶと対側リンパ節転移の可能性が高くなり，生存率は半減する．口腔底に及ぶ場合は下顎骨破壊の評価に dental CT が利用される．原発巣からのセンチネルリンパ節は，レベル IB, II である．その検出に放射性物質をトレーサーとして頸部郭清術前に注入する方法もある．外科的治療には部分切除，半側切除，（亜）全摘出術があるが進行例では多剤併用全身化学療法と放射線同時併用あるいは，超選択的動注化学療法も局所制御が可能で臓器温存できる治療法として注目されている．

❷ 口腔底癌（SCCa of the floor of the mouth）

舌下小丘や顎下腺管開口部付近に好発し，扁平上皮癌が多く，時に小唾液腺由来の腺癌がみられる．この領域は，舌下間隙などへの浸潤程度や頸部リンパ節転移はもとより外舌筋浸潤の有無を診断する必要がある．特に舌下間隙への進展例は脂肪層内部の舌神経血管束に浸潤しやすく外科切除範囲の決定に重要である．進行例では下顎歯肉・歯槽骨に浸潤をきたし下顎骨切除範囲の決定のた

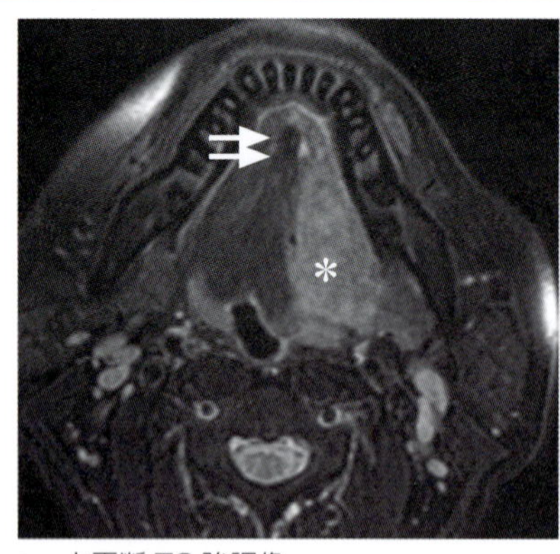
a. 水平断 T2 強調像

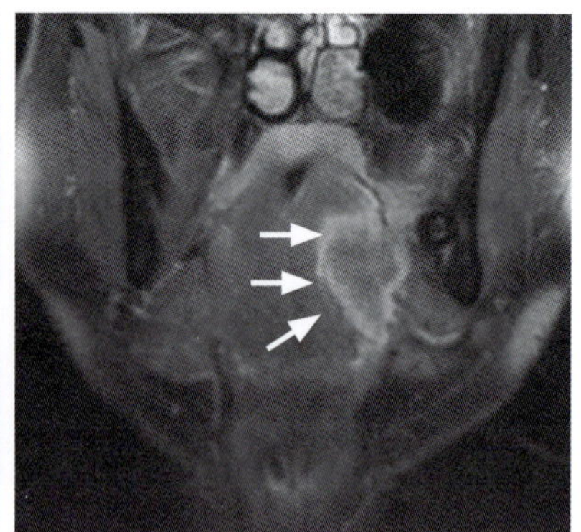
b. 冠状断造影 T1 強調像

図 10 舌癌 T4aN2aM0（30 歳，男性）

舌左側に正中付近に及ぶ T2 強調像で高信号を示す腫瘤を認め（*），後方部は舌根部に及んでいる．舌骨舌筋に浸潤しオトガイ舌筋（a の二重矢印）に接している．腫瘤は辺縁部で強い増強効果を示す（b 矢印）．

め歯肉癌と同様，下顎管 / 下歯槽神経進展の評価を要し，dental CT が有用である．また，腫瘍が側方から後方に進展し，翼突下顎縫線に至る場合は切除困難となりうる．顎舌骨筋の後方では舌下間隙と顎下間隙の間に明瞭な境はなく，顎下間隙への病変の進展もある．リンパ節転移はレベル I, II の頻度が高く，両側の割合が高い．

鑑別として重要なのは，舌下腺腫瘤で 80%が悪性である．舌下腺癌は腺様嚢胞癌，粘表皮癌，多形性腺腫などの良性混合性腫瘤の悪性転化などがある．

一般的治療は，側方型 / 前方型口腔底切除，下顎骨骨膜剥離や下顎辺縁切除術および症例により同時頸部郭清術が検討される．舌浸潤があれば合併切除あるいは pull-through 法が用いられるが化学療法や放射線治療，あるいは両者の同時併用療法と手術の組み合わせなども多い．

❸ 歯肉癌・臼後三角部癌（SCCa of the ginigiva, retromolar trigone SCCa）（図 11）

歯肉癌は口腔癌の 10%で，下顎に多い．下顎骨への浸潤は X 線所見で虫喰い型の場合，骨吸収範囲より病理学的に深い浸潤と考えられており，一般的に予後不良である．臼後三角と口腔底癌では他の口腔癌よりリンパ節転移をきたしやすく 50%に認める[9]．臼後三角癌は前方は下顎歯槽突起に沿って，下方は下顎骨枝と下顎管 / 下歯槽神経に沿う傾向がある．また，後外側方向では翼突下顎縫線に沿って中咽頭に浸潤する．下内側へ浸潤すると顎舌骨筋後方の口腔底，上外側へ浸潤すると咀嚼筋間隙へ進展し，下顎歯肉癌の 20%に認められる[10]．咀嚼筋間隙の中で特に下顎枝内面と内・外側翼突筋の間には，顎動脈，翼突静脈叢，下顎神経を含む翼突下顎隙があり，同部への浸潤から傍咽頭隙や耳下腺隙へも及ぶ可能性がある．下顎歯肉癌は一般に辺縁切除あるいは，腫瘍が下歯槽神経やオトガイ神経に進展している場合は，区域切除となる（☞次頁 Side Memo）．

上顎歯肉癌も容易に骨浸潤し口蓋，鼻腔や上顎洞に広がる．口蓋癌と同様に大・小口蓋神経の神

Side Memo ■ 口腔癌の潜在リンパ節転移

口腔癌 T1N0，T2N0 症例の 16%に潜在的頸部リンパ節転移がみられ，特に舌癌では 34%にものぼる[8]．

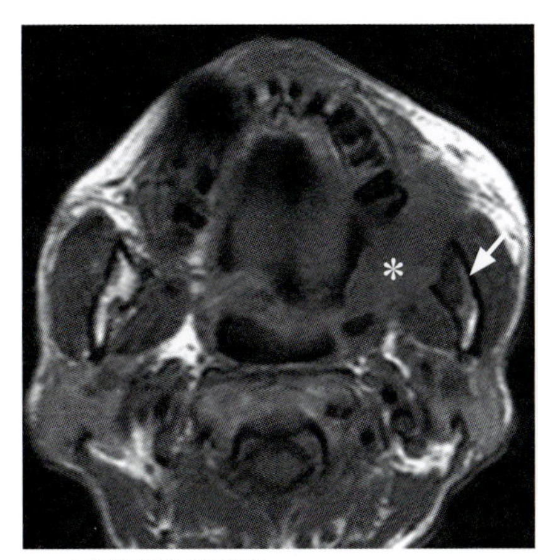

a. 水平断 T1 強調像

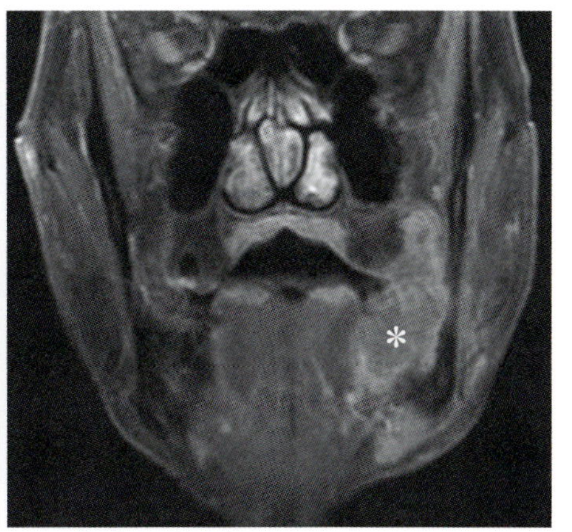

b. 冠状断造影 T1 強調像

図 11　下顎歯肉癌 T4aN2bM0（74 歳，男性）

a. 下顎左側大臼歯部から下顎枝前縁，翼突下顎縫線を介し，中咽頭に進展する T1 強調像で低信号の腫瘤を認め（*），下顎枝骨髄信号が低下し，顎骨浸潤を伴う（矢印）. b. 造影 T1 強調像では腫瘤は造影増強効果を認め，歯肉頬移行部を越えて頬粘膜にも進展している.

経周囲進展の検出が重要で，口蓋管―翼口蓋窩―正円孔―海綿静脈洞・メッケル腔の神経経路の腫瘍の存在に注意する．頸部リンパ節転移は下顎歯肉癌より低いと報告されている.

隣接の硬口蓋原発の扁平上皮癌は口腔癌の 3%にすぎないが，周囲構造いわゆる上顎歯槽突起，上顎洞・鼻腔，蝶形骨翼状突起，翼口蓋窩，軟口蓋・咽頭へ浸潤する．MRI での局在診断では T1 強調像で低信号病変が粘膜下のほか，硬口蓋の脂肪髄への浸潤により評価できる．造影 T1 強調像では特に上顎神経（V2）の神経周囲進展に注意する.

❹ 頬粘膜癌（SCCa of the buccal mucosa）

頬粘膜癌は頬筋に沿って粘膜下に広がり歯肉に進展する場合は，骨浸潤をきたしたり臼後三角や翼突下顎縫線にも進展しやすい．逆に下顎歯肉の 42%，上顎歯肉癌の 47%が頬粘膜腔に進展する．外方には頬筋を貫き皮下あるいは皮膚や臼後部から軟口蓋・舌根部に進展する．後方には粘膜下に沿って下顎骨・翼突下顎隙へ浸潤する．上方には翼口蓋窩への浸潤があれば神経周囲進展に注意する．頸部リンパ節転移は主に，レベル I，II に好発する.

治療法は，頬粘膜切除術あるいは放射線治療が主体で，T3, 4 症例は下顎骨や上顎骨の合併切除または臼後三角部より上・後方の拡大切除などがあり画像による進展範囲の評価を要する.

Side Memo ■ 下顎骨切除法について

下顎辺縁切除：下顎骨下縁を温存した下顎骨体の部分切除.

下顎区域切除：下顎骨の一部を歯槽骨から下顎下縁まで切除し，下顎体が部分的に欠損する切除.

下顎半切除：一側の関節突起を含んだ下顎骨の半側切除.

下顎亜全摘：半側切除以上の切除で，下顎枝から反対側の下顎枝の範囲以上の切除.

3

3 中咽頭疾患

1 炎症性疾患

❶ 扁桃膿瘍および扁桃周囲膿瘍（tonsillar abscess, peritonsillar abscess）

急性滲出性扁桃炎が口蓋扁桃の被膜内で化膿し内部空洞化が生じた病態で，被膜を越えて扁桃周囲腔から傍咽頭間隙や咀嚼筋間隙，顎下間隙へ波及した場合は扁桃周囲膿瘍と呼ばれる（図 12）．両側頸部の複数の大きな反応性リンパ節腫大を認める場合が多い．若年者から成人に多く，症状は発熱，咽頭痛，嚥下障害や口蓋垂の偏位がみられる．造影 CT で，辺縁が造影増強され中心部は膿瘍を反映して造影欠損した低濃度を示し，膿瘍辺縁は造影増強される．扁桃は浮腫状に腫大し，MRI T2 強調像では高信号で周囲も高信号を呈する．鑑別として，口蓋扁桃癌や咽頭粘膜腔の貯留嚢胞や多形腺腫あるいは咽頭後膿瘍などがある．

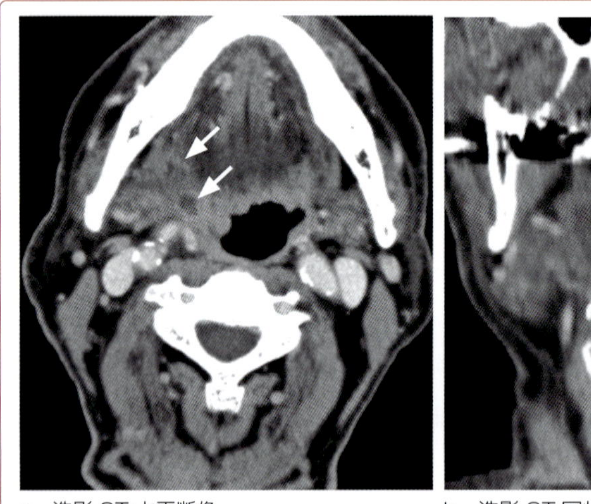

a．造影 CT 水平断像

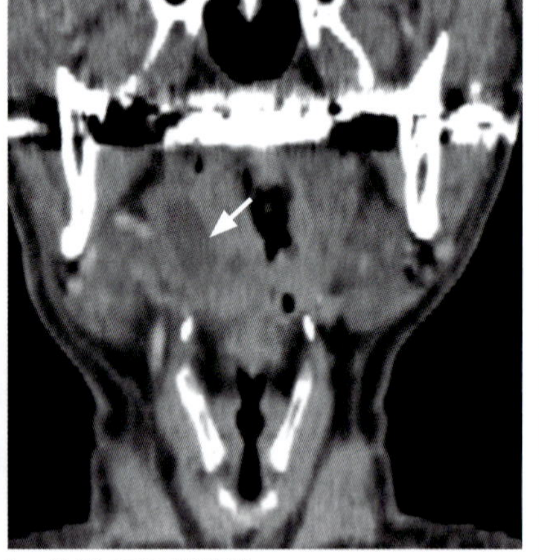

b．造影 CT 冠状断像

図 12　扁桃周囲膿瘍（78 歳，男性）

右口蓋扁桃前方部に辺縁が造影増強され内部低吸収域を認める（矢印）．
さらに前方の顎舌骨筋まで増強され，口腔底や顎下間隙の上部への炎症波及が疑われる．

Side Memo ■ 口腔・中咽頭癌について

2005 年の口腔癌の罹患患者数は，全癌中の 1 ～ 2%，全頭頸部癌の約 40%を占める．男女比は 3：2 と男性に多く，60 歳代に最多．高齢化により罹患患者数も増加傾向である．わが国における口腔癌の部位別発生割合は，舌：60.0%，頬粘膜：9.3%，口底：9.7%，下顎歯肉：11.7%，上顎歯肉：6.0%，硬口蓋：3.1%と報告されている．米国の報告例でも舌癌が最多．国際的に喫煙と飲酒の両方を嗜好する国で口腔癌罹患率が高い[11]．また，HPV（human papillomavirus）は頭頸部癌の 25%で中咽頭癌では 60%が陽性である．

2　悪性腫瘍

❶ 中咽頭癌（oropharyngeal carcinoma）

a．側壁癌（図 13）

前咽頭弓（口蓋舌弓）と後咽頭弓（口蓋咽頭弓）およびその間の扁桃から発生するが，後咽頭弓単独発生は少ない．前咽頭弓では口蓋舌筋に沿い口蓋に進展しやすく，翼突下顎縫線を越えると頬筋に浸潤する．後咽頭弓発生では口蓋咽頭筋に沿い同様に口蓋に至るが，下方へ進展した場合は甲状軟骨後部に浸潤する．扁桃発生では深部の上咽頭収縮筋に浸潤し頭蓋底に及ぶ場合もある．

治療は，経口的アプローチは限局した表在性の病変のみ適応となり，傍咽頭間隙への進展および開口障害のない T1,T2 症例では，下口唇や下顎骨を離断せずに口内，経頸部双方からアプローチした pull-through 法の適応がある．また，T3 症例や開口障害のある T4 症例は下顎離断法も行われる．

b．前壁癌（舌扁桃癌）

舌扁桃は舌有郭乳頭の後方のリンパ組織であり下方では喉頭蓋谷まで広がる．

咽頭痛を訴えるが症状が出現した時は大半は T2 以後のことが多い．舌扁桃の左右非対称性の腫大，浸潤性の舌根部の腫瘤として認められる．潰瘍形成しやすい浸潤性腫瘤で気道に充満するように増殖する．前方進展時には舌下間隙，舌・口腔底に至り，外側進展では内側翼突筋や下顎骨，後方は舌扁桃溝や口蓋扁桃，下方は声門上喉頭部や喉頭蓋前間隙に進展するため，これらの領域に留意する必要がある．近年，HPV 関連の扁平上皮癌が増加傾向で，非喫煙者の若年者の男性に多い．サイズも比較的小さいことが多く，放射線同時併用化学療法により比較的予後は良好である．治療は，T1,T2 では，外科的切除または放射線治療単独のこともあるが，舌根部から口部舌への進展例では舌全摘出術も考慮される．喉頭蓋谷への進展例では glosso-valleculo-epiglottectomy が行われるが術前の MRI などの画像診断が切除範囲の決定に有用である．

c．後壁癌

舌および口蓋扁桃由来の扁平上皮癌よりも発生頻度が低く，5％未満である．喫煙やアルコールとの関連性が強い．一般的に無症状のことが多く，発見された時には進行度が高い．後方進展にて

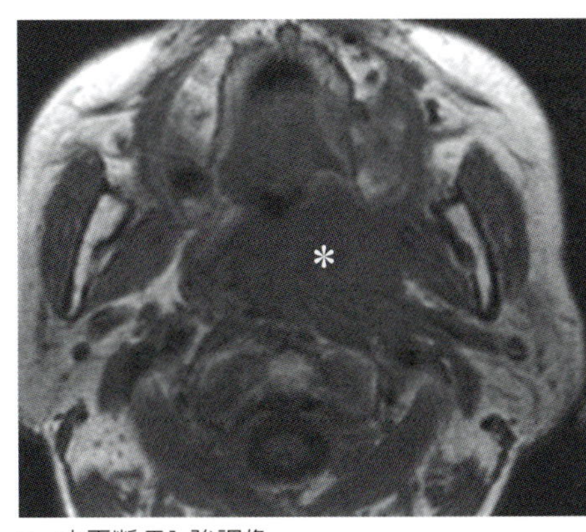

a．水平断 T1 強調像

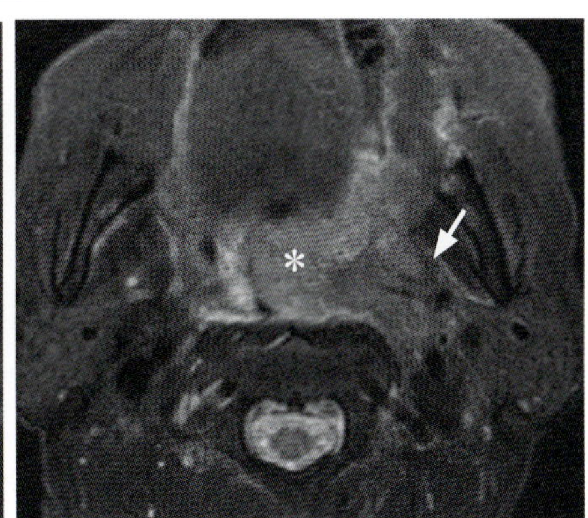

b．水平断 T2 強調像

▶図 13　中咽頭側壁癌　T4bN2bM0（73 歳，男性）

a．中咽頭の左側壁から舌扁桃溝を越え，舌根部に至る腫瘤を認める（＊）．b．さらに翼突下顎縫線を越えて頬筋や内側翼突筋の一部にも進展し（矢印），左側の傍咽頭間隙にも浸潤を示す．

後咽頭間隙や椎前間隙，椎前筋へ広がる．

両側リンパ節転移がしばしば認められる．腫瘍が限局し外向性の場合は放射線治療単独で制御できる可能性がある．

d. 上壁癌

口蓋垂，軟口蓋口腔面では扁平上皮癌高分化型が多く，60％にリンパ節転移を示し，レベルIIが最も多く，ルビエールリンパ節転移もある．大口蓋／小口蓋神経の神経周囲進展が起こりうるが，翼突口蓋窩に拡がれば，正円孔や海綿静脈洞まで進展しうる．

軟口蓋癌腫瘍のCT，MRIは水平断より冠状断や矢状断が有用である．口蓋垂中心の軟口蓋面積が1/2程度の組織欠損ならば，咽頭弁で再建することができるが，それ以上であれば，鼻咽頭閉鎖機能の保持のため遊離組織を用いて再建術がなされる．

e. 小唾液腺腫瘍

硬口蓋後方と軟口蓋に小唾液腺癌の頻度が高い．中でも腺様嚢胞癌が最も多く40％を占める（図14）．上顎歯肉の粘膜下で，境界明瞭かつ平滑な粘膜下腫瘤として軟口蓋と硬口蓋の接合部に好発する．神経周囲進展をきたす傾向が強く上顎神経（V2）の経路の大（および小）口蓋孔やその上位の翼口蓋窩の観察が必須である．

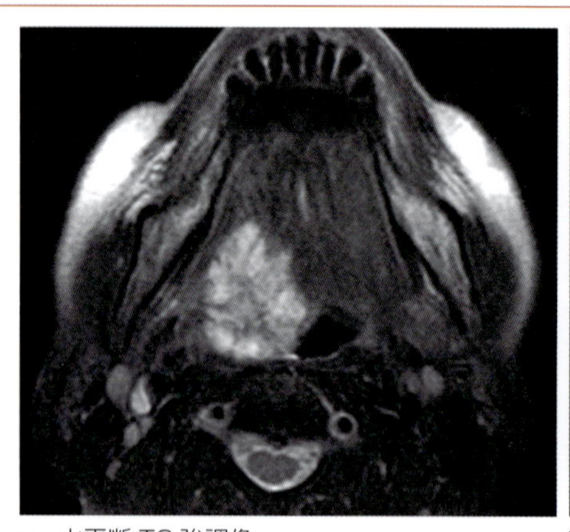

a. 水平断T2強調像

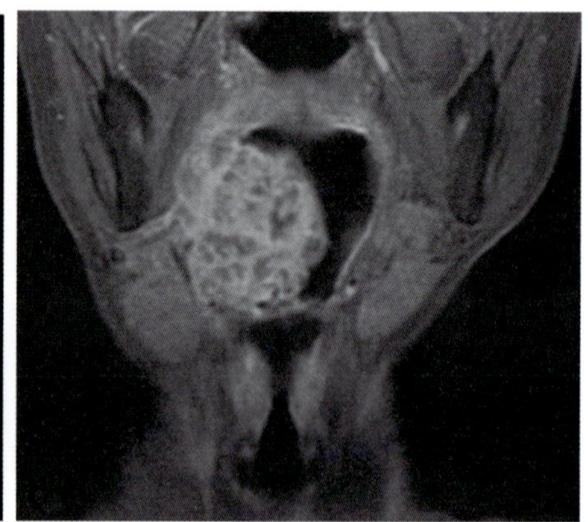

b. 冠状断造影T1強調像

図14 腺様嚢胞癌 T4aN0M0（80歳，女性）

軟口蓋右後方から中咽頭側壁・舌根部に及ぶ．T2WIで辺縁分葉状の高信号を呈し，造影後に増強効果のある浸潤性の腫瘤を認める．

造影CTで比較的均一な増強効果を示す腫瘤であるが，硬口蓋の骨侵食と大（および小）口蓋孔の開大の有無に注意する．MRIではT2強調像で筋肉と等―高信号を示し，高信号の腫瘤は比較的予後がよいとされる．T1強調像でも筋肉と等信号で，腫瘍浸潤に伴う硬口蓋の脂肪髄内の信号変化の評価が可能である．造影後は腫瘍の増強効果とともに，神経周囲進展も増強され，メッケル腔までの上方進展に注意する．腫瘍浸潤や神経周囲進展所見に乏しく，T2強調像で高信号を示す場合は，多形性腺腫（図15）との鑑別が困難である．

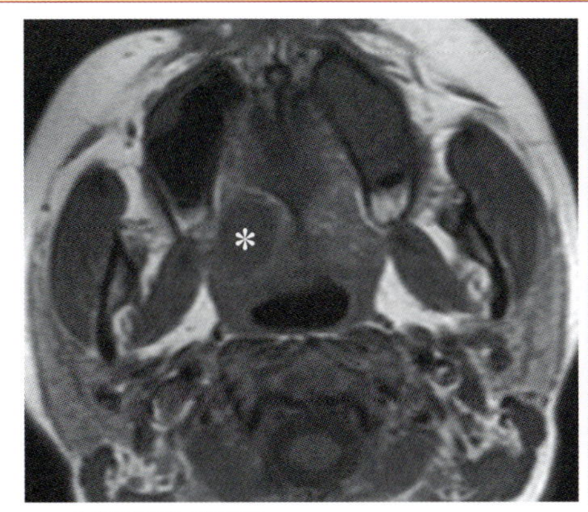

a. 水平断 T1 強調像

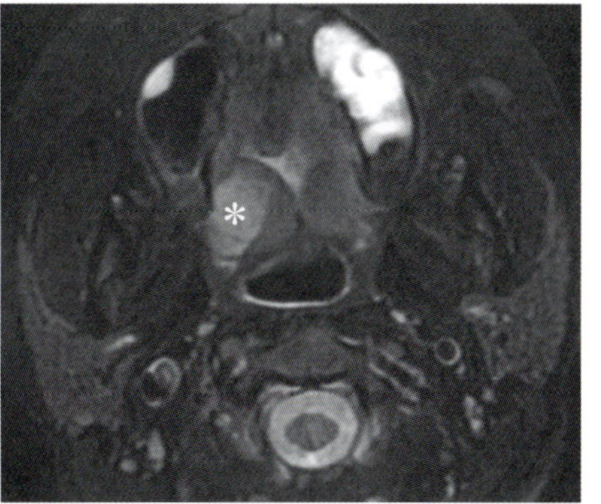

b. 水平断 T2 強調像

図 15 軟口蓋多形性腺腫 (39 歳, 女性)

軟口蓋右側に T1 強調像で低信号を呈し(a), b の T2 強調像で不均一な高信号を示す腫瘤を認め(*), 辺縁は比較的円滑である.

Topics：口腔，中咽頭悪性腫瘍の治療後の FDG-PET について

低悪性度腺様嚢胞癌や粘表皮癌では FDG-PET の集積が乏しく false negative になりやすいピットフォールがあるが，残存腫瘍や再発腫瘍の検出では FDG-PET の感度は 84 ～ 100%と高く，特異度は 61 ～ 93%といわれている．治療後早い時期での PET/CT では反応性リンパ節炎，術後膿瘍，唾液腺炎，咽頭炎や扁桃炎などにより false positive となりやすく，治療後 12 週あるいはそれ以上での検査で特異度も高くなる．一方，12 週までの間に再発や腫瘍増大が疑われる場合は PET/CT より造影 CT もしくは MRI での評価が必要である．また，治療後 2 年間で再発例の 2/3 は治療後最初の 2 年間で起こるといわれ，この期間での FDG-PET/CT の役割は大きい[12]．

❷ 悪性リンパ腫 (malignant lymphoma)

わが国の多くは非ホジキンリンパ腫で消化管に 10 ～ 30%と多く，胃が最も多い．頭頸部は第二の好発部位で約 1/3 は Waldeyer ring（ワルダイエル輪）に節外病変としてみられる．その他に下顎や硬口蓋，耳下腺あるいは鼻副鼻腔，甲状腺などにも発生する．特に頭頸部リンパ腫の 40%は上咽頭を含んでいる．組織型はびまん性大型 B 細胞性リンパ腫（diffuse large B-cell lymphoma）が多いが鼻副鼻腔では鼻 NK/T 細胞リンパ腫（natural killer/T-cell lymphoma）が多い．唾液腺では MALT リンパ腫がシェーグレン症候群に伴って生じることが最も多く，次いでびまん性大型 B 細胞（diffuse large B-cell）あるいは濾胞性リンパ腫（follicular lymphoma）もみられる．非ホジキンリンパ腫は MRI でも低信号から中等度の比較的均一な信号を示し，壊死が少なく周囲構造を圧排する．頸部リンパ節腫大も同様の MRI 信号を示す．一方，ホジキンリンパ腫は稀で，ほとんどがリンパ節病変であり，リンパ節の連鎖に沿って規則的に腫大する傾向をもつ．

治療前の病期診断には FDG-PET は有効で，化学療法や外科療法後は最低 4 ～ 6 週後，外照射による放射線治療後であれば 8 ～ 12 週以降での PET が有用である[13]．

文　献

1）中里龍彦，他：頭頸部の解剖と病変—口腔・中咽頭．臨床放射線 51（4）：471-483, 2006.

2）Harnsberger HR, et al : Suprahyoid and infrahyoid neck : oral cavity. Diagnostic imaging. Head and neck 2nd ed. ppI-14-12-15, 2011.

3）Nakasato T, et al : Intraosseous neurilemmoma of the mandible. AJNR 21: 1945-1947, 2000.

4）Shimura K, et al : Central neurilemmoma of the mandible : report of case and review of the literature. J Oral Surg 31: 362-367, 1973.

5）Ugokwe K, et al : Trigeminal nerve schwannoma with ancient change. case report and review of the literature. J Neurosurg 102 : 1163-1165, 2005.

6）Harnsberger HR, et al : Pediatric and syndromic diseases : pediatric lesions- venous malformation. Diagnostic imaging. Head and neck 2nd ed. ppIII-1-11-13, 2011.

7）Langlais RP, et al : Multilocular radiolucencies. Diagnostic imaging of the jaws. Williams & Wilkins Malvern, pp327-384, 1995.

8）El-Naaj IA, et al : Incidence of oral cancer occult metastasis and survival of T1-T2N0 oral cancer patients. J Oral Maxillofac Surg. 69 : 2674-2679, 2011.

9）Trotta BM, et al : Oral cavity and oropharyngeal squamous cell cancer : key imaging findings for staging and treatment planning. Radiographics 31 : 339-354, 2011.

10）Kimura Y, et al : Deep extension from carcinoma arising from the gingiva: CT and MRI imaging features. AJNR 23 : 468-472, 2002.

11）大関悟，他：第２章　疫学　口腔癌診療ガイドライン．金原出版，pp11-20，2009.

12）King KG, et al : Cancers of the oral cavity and oropharynx : FDG PET with contrast enhanced CT in the post treatment setting. Radiographics 31 : 355-373, 2011.

13）Paes FM, et al : FDG-PET/CT of extranodal involvement in non-Hodgkin lymphoma and Hodgkin disease. Radiographics 30 : 269-291, 2010.

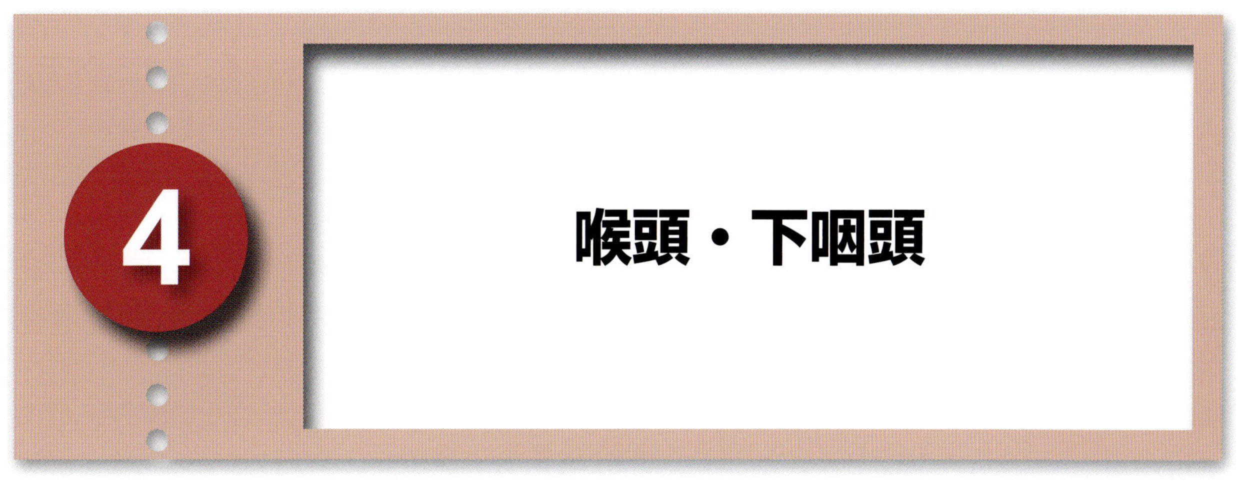

4 喉頭・下咽頭

1 概　説

多列検出器型 CT（MSCT）の導入によって適切なタイミングでの造影検査が恒常的に可能となったほか，ボリュームデータの緻密化によって画質が向上し，2mm 以下のスライス厚で正常解剖と

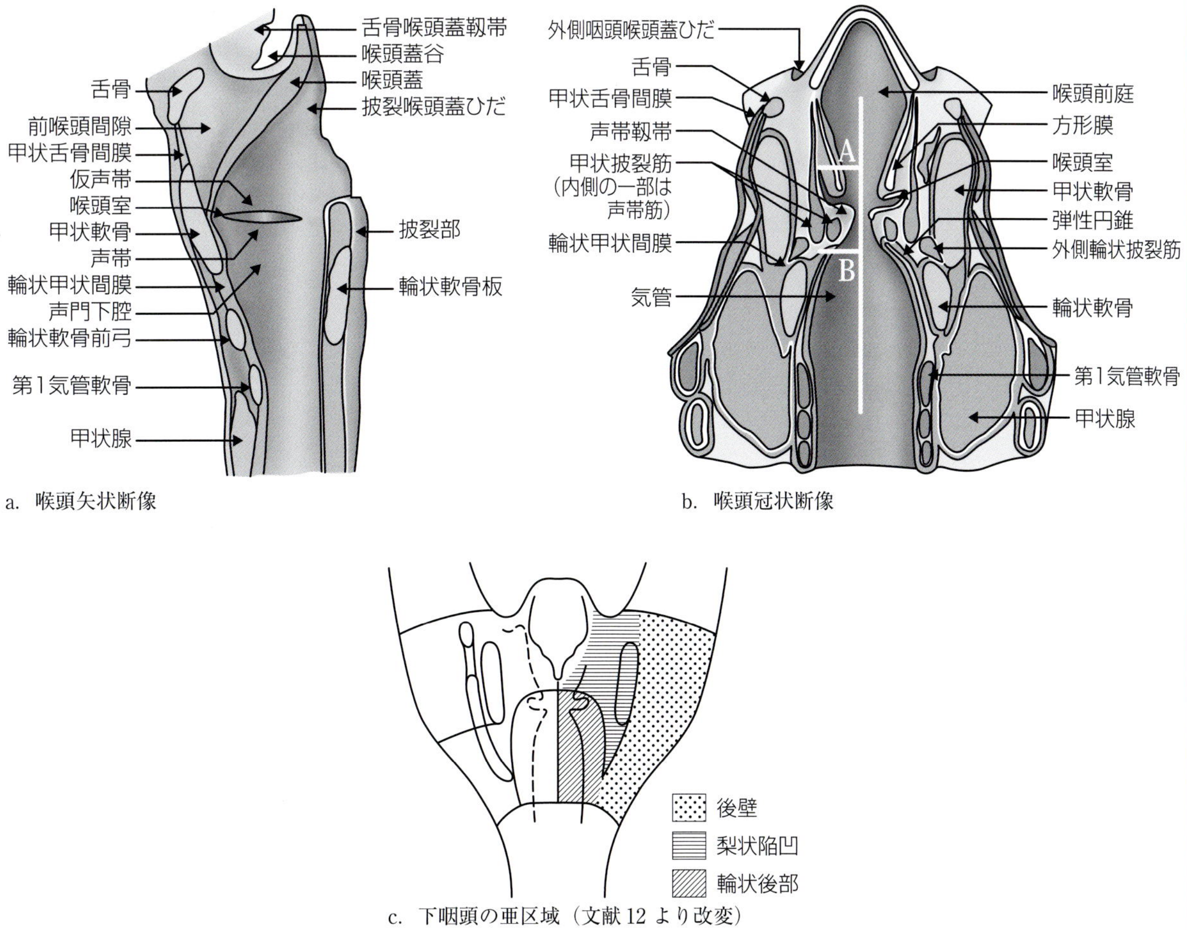

a．喉頭矢状断像

b．喉頭冠状断像

c．下咽頭の亜区域（文献 12 より改変）

図 1　喉頭・下咽頭の解剖

病変を詳しく観察できるようになり，精細な多断面再構成画像（MPR 画像）が容易に得られることから，多断面撮像における MRI の優位性は失われた．近年性能向上顕著な MRI も，舌骨下頭頸部では呼吸，嚥下などの生理的な動きによる画像劣化を免れないため第一選択の検査とはならず，MSCT が画像診断の中心的な役割を担っている．本章では喉頭・下咽頭に対する MSCT と MRI の検査法，この領域で最も重要な診断目標である喉頭癌・下咽頭癌を中心に各疾患へのアプローチと画像所見について解説し，さらに非腫瘍性病変について述べる．紙数の制限から正常解剖[1, 2]（図 1）は図示するにとどめ詳細については割愛するが，骨格としての喉頭軟骨とその周囲の軟組織との関連性を把握することが重要である．

2 検査法

CT の撮像は喉頭・下咽頭の拡大画像の撮影と頸部リンパ節転移を診断するための頸部全体の撮像に分かれ，原則として，前者は舌骨上 1cm から輪状軟骨下縁までの拡大再構成薄層画像（FOV: field of view；撮像野は 8 ～ 10cm 程度，スライス厚は 1.5 ～ 2mm）の軟部条件，骨条件による横断像と冠状断像，後者は咽頭後リンパ節から頸部下部リンパ節の領域を含むように頭蓋底から胸骨切痕までの経静脈的ヨード造影剤投与後の画像（FOV を 14 ～ 16cm，スライス厚は 3 ～ 5mm）を得る．成人ではヨード造影剤 80 ～ 100ml（240 ～ 300mgI/ml）を秒間 2ml で静脈内投与したのち，注入開始から 60 秒より頸部を伸展した左右の傾きのない仰臥位，安静呼吸下で撮像する[3]．

MRI は撮像時間の長さから安静に関する被験者の理解が重要で，良好な画像を得るうえで被験者の協力は不可欠である．すでに放射線治療が予定されている場合は治療用の固定具を装着した状態で撮像することも一法である[4]．適切な多チャンネル型表面コイルを選択できれば最大限良好な信号雑音比を得ることが可能となる[4]．磁化率アーチファクトの軽減，画質向上を目的として米袋などのパットを適宜使用する．スライス厚・スライスピッチとも 3mm，FOV16cm の条件で高速スピンエコー（SE）法による T1 強調像，T2 強調像を撮像し，これに冠状断像，矢状断像を必要に応じて加える．造影 MRI の追加は軟骨浸潤や頸部軟部組織進展の評価に有用性が報告されており，均一な脂肪抑制が得られる装置を使用できる場合には脂肪抑制法併用造影 T1 強調横断像によって新たな情報を付加し得る．造影 MRI では血管からのアーチファクトを軽減する目的で，横断像は位相エンコーディングを前後方向，冠状断像は上下方向に設定する．

3 組織コントラスト

CT 上，開放した喉頭下咽頭腔は空気濃度，後方の咽頭後間隙，前喉頭蓋間隙，傍喉頭間隙の外側部などは主に脂肪濃度，咽頭壁と喉頭内外の筋は軟部組織濃度を示す（図 2）．CT では喉頭粘膜が増強効果を示さないのに対し，正常下咽頭粘膜は軽度増強効果を示すので，下咽頭の粘膜表層性病変の指摘には慎重を要する．典型的には喉頭・下咽頭の癌腫は増強効果を伴う粘膜肥厚または腫瘤として認められる（図3a）．その増強効果や形態によって声門上喉頭癌と下咽頭癌を鑑別でき

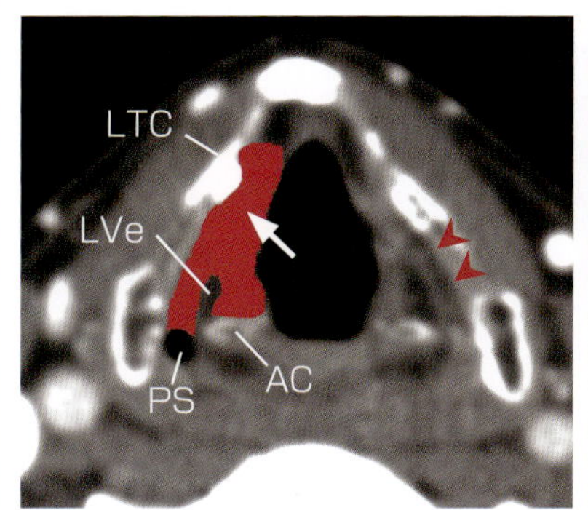

図 2　正常喉頭・咽頭

傍喉頭間隙の範囲を示す（矢印）．甲状軟骨側板に沿って脂肪層（赤矢頭）が認められる．この脂肪層の消失は傍喉頭間隙への腫瘍浸潤を示す．
LTC：甲状軟骨側板　LVe：喉頭室
AC：披裂軟骨　PS：梨状陥凹

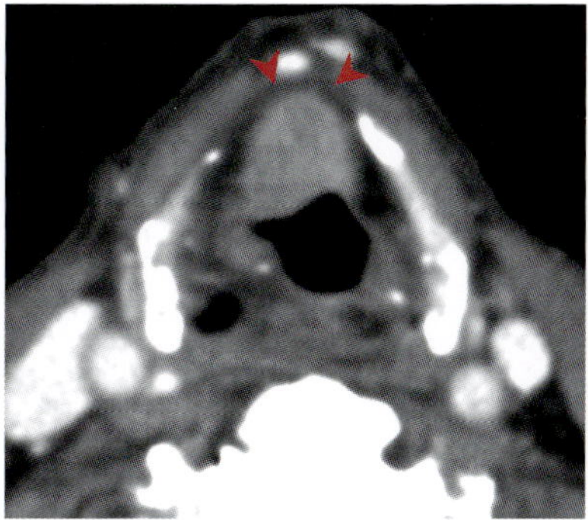

a. 声門上レベル

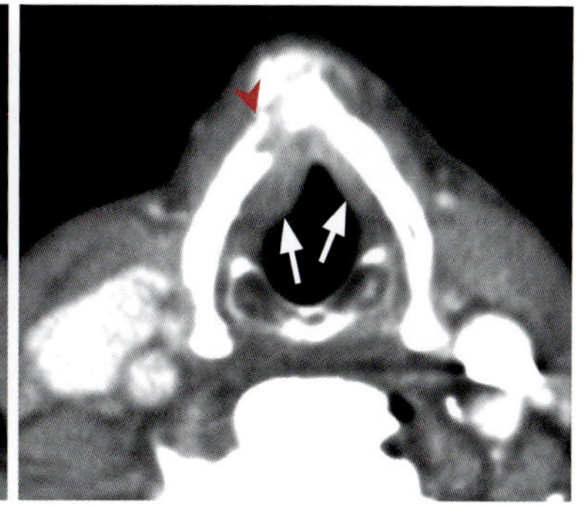

b. 声門レベル

図 3　声門上癌の声門進展（経声門癌）　造影 CT

舌骨下喉頭蓋腫瘍（赤矢頭）が前喉頭蓋間隙へ増大し尾側へ進展し声門レベルで前連合から両側傍喉頭間隙へ至り（矢印），Broyle 靱帯に沿う甲状軟骨浸潤を生じている（赤矢頭）．

4

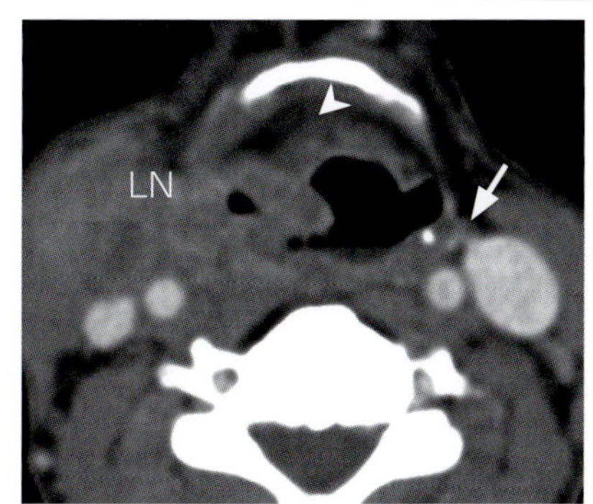

図 4　梨状陥凹癌　造影 CT

声門上レベル
上喉頭血管神経束の進入する孔（健側：矢印）を介して頸部軟部組織へ進展し転移性腫大リンパ節（LN）と一塊となった腫瘤を形成する進行梨状陥凹癌．前方では披裂喉頭蓋ひだから前喉頭蓋間隙へ浸潤している（矢頭）．

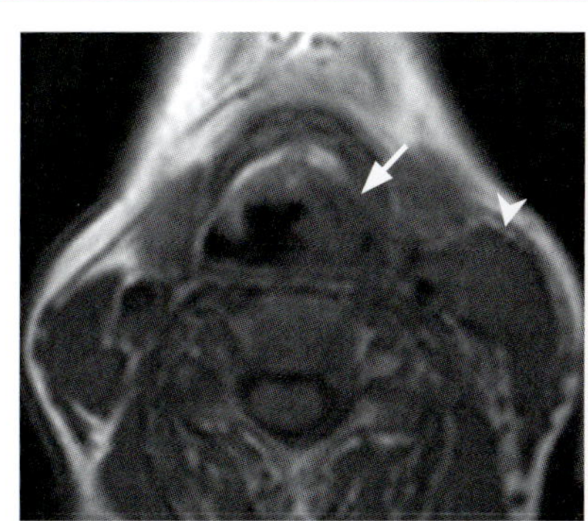

a. T1 強調横断像

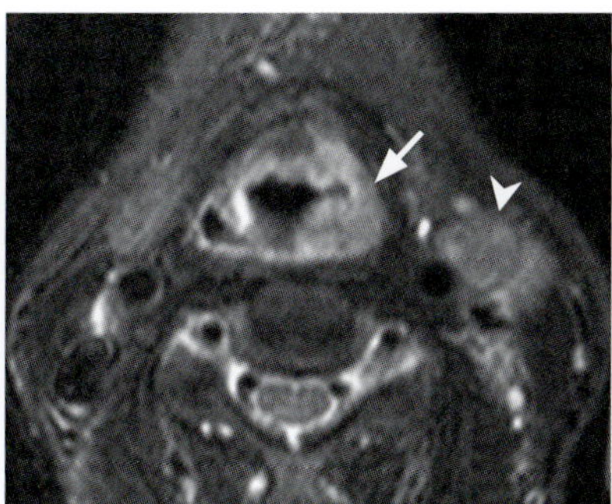

b. T2 強調横断像

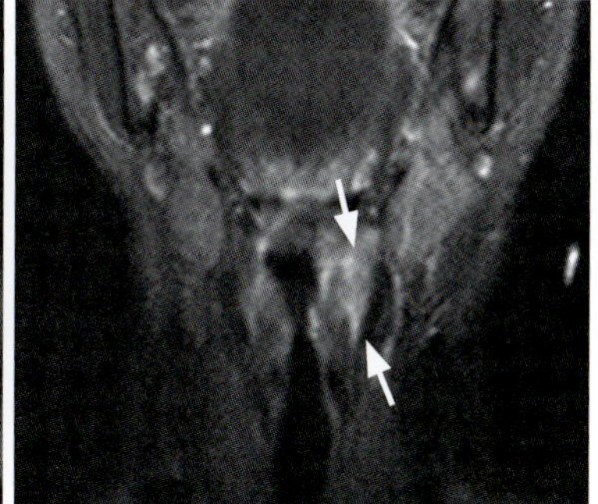

c. T2 強調冠状断像

図 5　梨状陥凹癌 MRI

嚥下，呼吸による画像劣化あり．
左梨状陥凹から同側の披裂喉頭蓋ひだに及ぶ腫瘤が描出されている（矢印）．信号強度は T1 強調像で骨格筋と等信号，T2 強調像で高信号を呈し非特異的．冠状断像で頭尾方向の広がりが明瞭となる．節外浸潤を伴う左レベルⅢリンパ節転移が認められる（矢頭）．

ず，理学的診断同様，両者は病変進展の解剖学的位置関係により区別される．下咽頭癌の喉頭組織間隙への進展は，前者が主として軟部組織濃度を呈し，後者が脂肪度を示しコントラストを生じることから評価可能である（図 4）.

MRI は一般に CT と比較して高い組織コントラストを得られ，いくつかの異なったシーケンスにより撮像された画像を比較することにより，さらなる組織の特定が可能である（図 5）．喉頭・下咽頭癌は T1 強調像で骨格筋と同程度，T2 強調像で中間信号から軽度高信号を示し，T2 強調像で腫瘍と筋組織の識別が可能となる．造影剤による増強効果は一定しないが病変の局在が明瞭となる例が多い．

4 喉頭癌・下咽頭癌診断の実際

喉頭・下咽頭の悪性腫瘍の大部分を占める扁平上皮癌について述べる．

一般的事項

喉頭癌・下咽頭癌の画像診断の目的は腫瘍進展範囲の確定，すなわち視診で診断困難な喉頭・下咽頭粘膜下から頸部軟部組織の腫瘍進展と喉頭軟骨浸潤の評価であり，画像診断によって適切な治療法の選択が可能となる．多くの症例で間接喉頭鏡・内視鏡所見によって癌の診断は明らかであり，画像診断の時点で組織学的診断が得られている症例も多い．「この腫瘍は扁平上皮癌の可能性が高い」という報告書はナンセンスである．

喉頭・下咽頭はそれぞれ複数の亜区域（表 1）に分かれており腫瘍の亜区域間進展を指摘することが重要である（T1 vs T2）．臨床的に声帯固定の有無が重視されており（T1,T2 vs T3），これは理学的診察により診断されるが，腫瘍の喉頭軟骨周囲進展あるいは喉頭軟骨間関節内浸潤から CT, MRI でもある程度は言及可能である（図 6）.

一般に喉頭軟骨浸潤がある症例（☞図3b, 6c）では機能的温存手術の適応が制限され，根治的放射線治療による喉頭軟骨壊死の可能性が高まる．TNM 分類において，声門癌，声門上部癌では甲状軟骨進展が，下咽頭癌では甲状 / 輪状軟骨浸潤が存在すると病期分類は T4a となり，多くの例で根治的放射線治療の対象から外れるので，治療選択において喉頭軟骨進展の有無を診断する意義は大きい．しかし，残念ながら喉頭軟骨腫瘍浸潤に対する画像診断の成績は十分ではなく現状では改善の見通しがない[5]．喉頭軟骨の生理的石灰化（しばしば左右非対称）（図 7）と腫瘍浸潤に伴う軟骨硬化を区別できないこと，喉頭軟骨が皮質骨，脂肪髄，赤色髄，線維組織といった多様な組織から

Side Memo ■ 下咽頭亜区域の境界を決めるには

下咽頭亜区域を CT・MRI で明確に区分することは困難であるが，梨状陥凹と後壁の境界を甲状軟骨最背側部を結ぶ線，梨状陥凹と輪状後部の境界を輪状軟骨の外側縁を目安として評価する．

表1　喉頭・下咽頭の亜区域

	部位	亜区域
喉頭癌	[声門上部] 喉頭入口部	舌骨上喉頭蓋 披裂喉頭蓋ひだ（喉頭面） 披裂
	喉頭入口部を除く声門上部	舌骨舌喉頭蓋 仮声帯 喉頭室
	[声門部]	声帯 前連合 後連合
	[声門下部]	
下咽頭癌		梨状陥凹 輪状後部 後壁

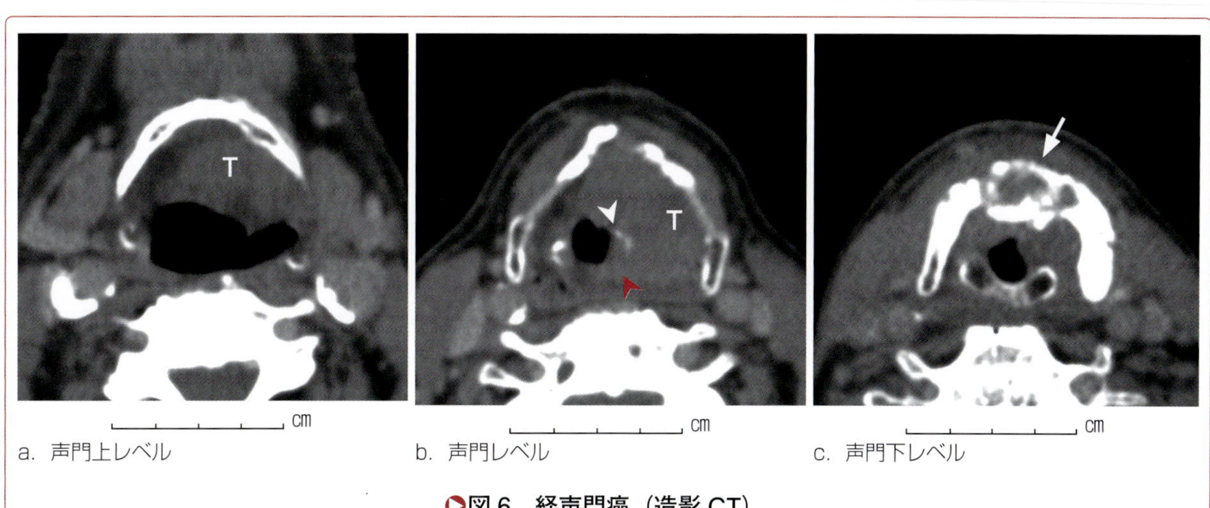

a. 声門上レベル　b. 声門レベル　c. 声門下レベル

図6　経声門癌（造影CT）

前喉頭間隙から左傍喉頭間隙を中心とする軟部腫瘤（T）が認められ，左披裂軟骨の破壊（白矢頭），披裂輪状関節浸潤（赤矢頭），甲状軟骨の石灰化と軟骨内進展（矢印）を生じている．声門下レベルでは対側へ進展している（矢印）．

構成されておりMRIでも腫瘍組織と明瞭なコントラストを形成しない場合があることがその原因である．

咽頭・下咽頭癌が舌骨，甲状腺，食道，前頸筋を含む頸部軟部組織に進展すればT4a，椎前筋膜への浸潤，縦隔進展，頸動脈を含む場合はT4bと分類され予後は不良となる．

喉頭癌，特に声門上部癌および下咽頭癌は高率に同側または両側レベルⅡ，Ⅲを中心としたリンパ節転移を生じる（☞図5）．リンパ節転移が初発症状である場合も多い．読影に際し喉頭前リンパ節，輪状甲状間膜前面に位置する輪状甲状リンパ節（delphian node），傍気管リンパ節の腫大を見逃さないよう注意する．

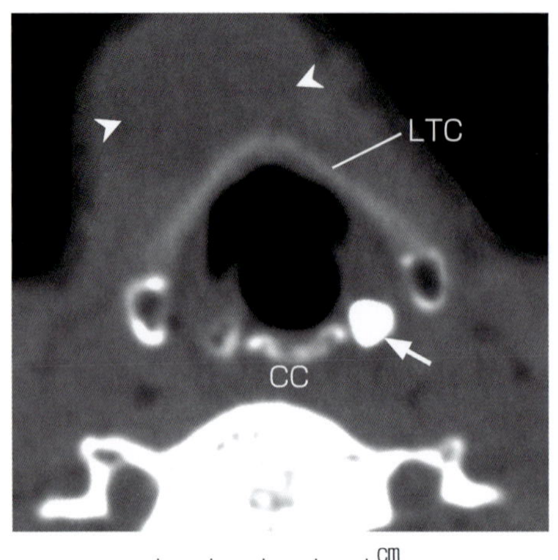

図7 正常の喉頭軟骨石灰化（単純 CT）

正中頸嚢胞診断（矢頭）を目的としたCTであり，喉頭は正常で左披裂軟骨の石灰化（矢印）は生理的である．披裂軟骨の骨化は中高年女性でしばしば経験される．
LTC：甲状軟骨側板　CC：輪状軟骨

Side Memo ■ 喉頭軟骨腫瘍と炎症の鑑別

T2 強調画像と造影 MRI で腫瘍から連続する喉頭軟骨の信号異常が原発腫瘍と同じであれば，炎症より腫瘍浸潤が疑われるとの報告がある[6]．

5 喉頭下咽頭癌の進展形式

喉頭癌，下咽頭癌はそれぞれ発生部位ごとに進展形式に特徴があり，画像にも反映される[1, 7]．

1 喉頭癌 laryngeal cancer

❶ 声門上癌（epiglottic cancer）

喉頭癌の約 30％を占める．声門上癌は症状に乏しく，しばしば進行した状態で発見される．

舌骨上喉頭蓋の声門上癌（図 8）は外方性発育を示す例が多いのに対して舌骨下喉頭蓋に生じた癌は喉頭蓋自体の小孔または喉頭蓋柄周囲から前喉頭蓋間隙へ進展する（☞図 3）．

声門上部の外側（披裂喉頭蓋ひだ，仮声帯，喉頭室）由来の癌の多くは傍喉頭間隙へ浸潤性に発育し，CT では外側輪状披裂筋の不明瞭化，甲状軟骨側板内側の脂肪層消失が認められる．喉頭蓋と披裂喉頭蓋ひだの接合部より生じた癌は前喉頭間隙に容易に進展し喉頭蓋谷，咽頭喉頭蓋ひだへ及ぶ．

❷ 声門癌（glottic cancer）

喉頭癌の約 60％は声門癌で早くから嗄声が出現するため早期に発見されることが多い（図 9）．多くは声帯前半部の自由縁から発生し，前交連を越えて対側声帯へ及ぶ（水平進展）（図 10）．頭尾方向の進展（垂直進展）は遅れて生じ，時に声門下に進展する（図 11）．早期の声門癌声門下進展の評価は画像診断でのみ可能で粘膜下軟部組織の非対称として認められる．

前連合由来の声門癌は早期から前喉頭間隙に浸潤する．

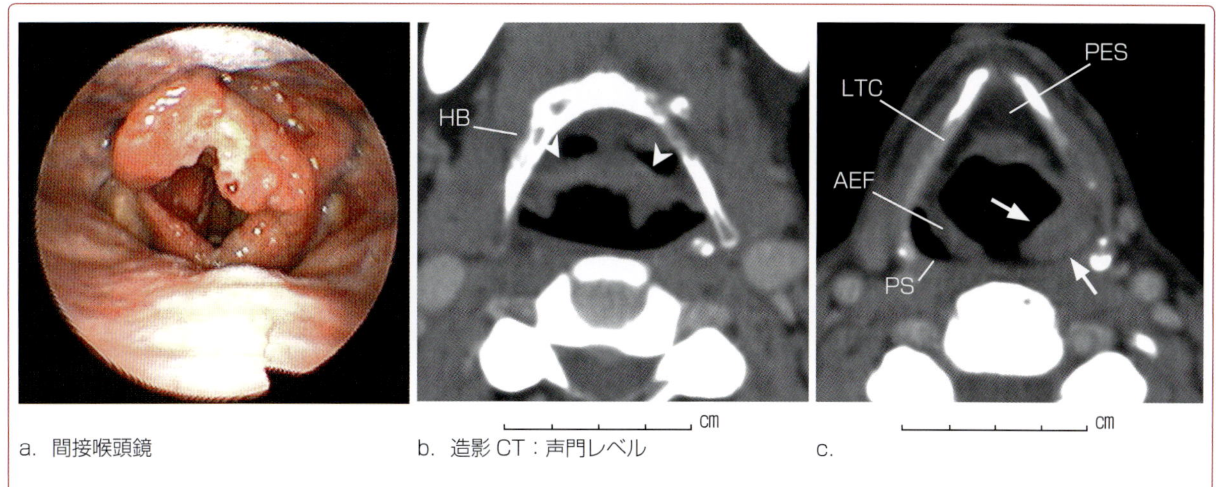

a. 間接喉頭鏡　b. 造影 CT：声門レベル　c.

図 8　声門上癌

間接喉頭鏡と CT で喉頭蓋(白矢頭)から左披裂喉頭蓋ひだ(矢印)にかけて外方性発育を示す腫瘤が認められる. 前喉頭蓋間隙 (PES) は正常に保たれている. HB：舌骨　LTC：甲状軟骨側板　AEF：披裂喉頭蓋ひだ

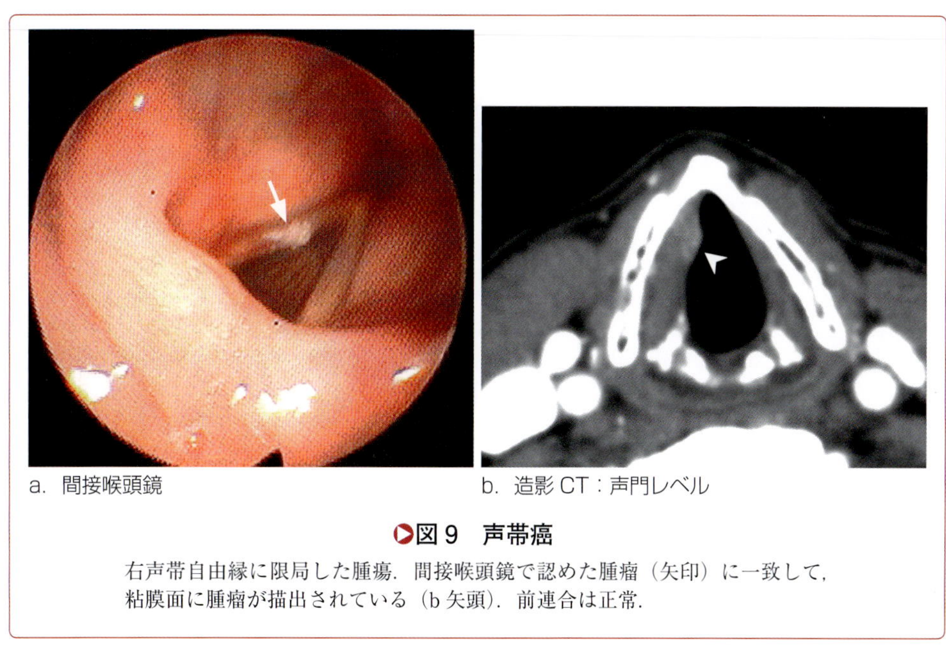

a. 間接喉頭鏡　b. 造影 CT：声門レベル

図 9　声帯癌

右声帯自由縁に限局した腫瘍. 間接喉頭鏡で認めた腫瘤 (矢印) に一致して, 粘膜面に腫瘤が描出されている (b 矢頭). 前連合は正常.

❸ **声門下癌** (subglottic cancer)：声門下由来の癌は稀で, 声門下の喉頭癌のほとんどは声門癌あるいは声門上癌の下方進展である. 輪状軟骨浸潤, 輪状甲状間膜を越える頸部軟部組織進展を生じ得る.

❹ **経声門癌** (transglottic cancer)：確立した定義はないが診断時にすでに声門上部から声門までを侵す癌腫を示す (☞図 6). 大部分で声帯固定を伴う.

2　下咽頭癌 hypopharyngeal cancer

❶ **梨状陥凹癌** (piriform〔pyriform〕sinus cancer)：下咽頭癌の 70% 程度を占める. 早期には限局性病変 (図 12) として検出されるが, 高頻度に近接する喉頭へ浸潤性発育する.

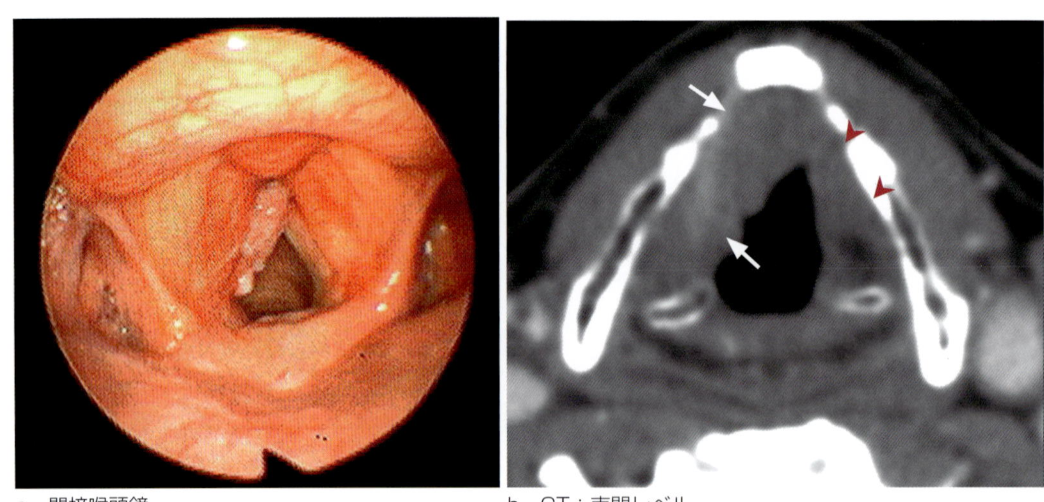

図 10　声帯癌　造影 CT

右声帯癌(矢印)が前連合を越えて対側声帯に浸潤している(赤矢頭). 喉頭鏡所見で推定される範囲より腫瘍の進展範囲は広い.

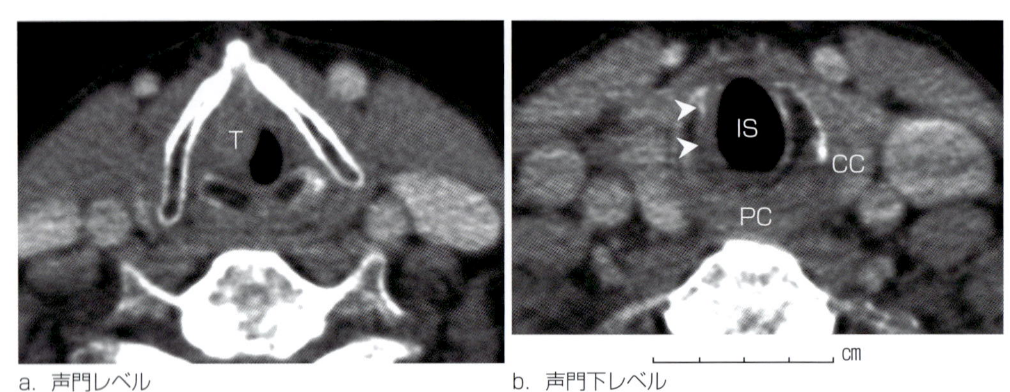

図 11　声門癌の声門下進展　造影 CT

前連合に及ぶ声帯癌（T）の声門下進展（矢頭）は粘膜・粘膜下組織の非対称として容易に診断できる.
声門癌の声門下進展を確実に診断するため正確なポジショニングが必要.

a. **内側型**：甲状披裂間隙（thyro-arytenoid gap）を介した傍喉頭間隙への進展が重要で上喉頭神経血管束に沿った喉頭外への進展を伴うが，いずれも視診では評価できない．披裂喉頭蓋ひだ自由縁を越えて喉頭へ及ぶこともあり喉頭癌との鑑別を要する（☞図 4，5，12）．輪状披裂筋，輪状披裂関節への浸潤により声帯固定をきたす（図 13）．

b. **外側型**：下咽頭収縮筋の付着部である甲状軟骨側板後方部分および甲状舌骨間膜を越えて喉頭外頸部軟部組織へ進展する（図 13）．比較的早期より甲状軟骨側板後方部分，輪状軟骨後上縁の破壊を生じるほか甲状輪状間膜，甲状軟骨後縁を介して頸部軟部組織，甲状腺へと進展する．後壁への浸潤も早期からみられる．

❷ **輪状後部癌**（postcricoid cancer）：輪状後部に原発する癌（図 14）は稀で，同部を侵す癌のほとんどが梨状陥凹癌，頸部食道癌，喉頭癌からの二次性進展である．輪状後部癌には輪状軟骨，後

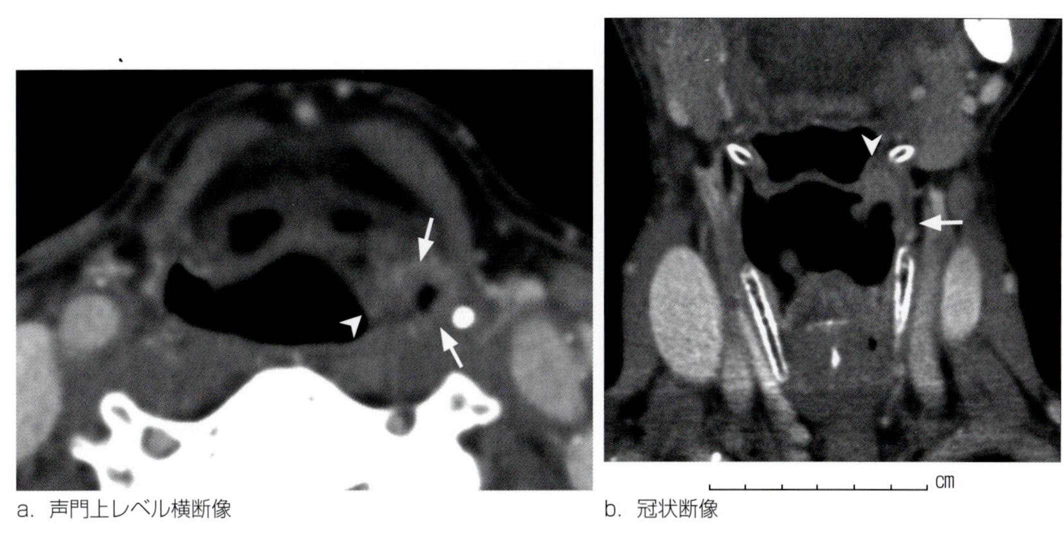

a. 声門上レベル横断像　b. 冠状断像

▶図 12　梨状陥凹癌　造影 CT

左梨状陥凹に増強効果を伴う粘膜病変（矢印）を認め披裂喉頭蓋ひだへ進展している（矢頭）.

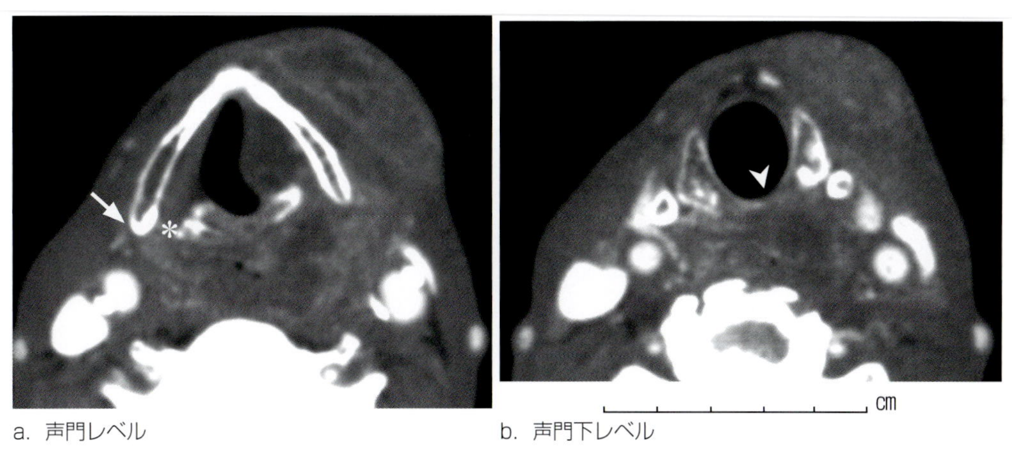

a. 声門レベル　b. 声門下レベル

▶図 13　梨状陥凹癌　造影 CT

左梨状陥凹から生じたと推定される浸潤性腫瘤が thyro-arytenoid gap（対側：＊）を介して喉頭（傍喉頭間隙），咽頭収縮筋甲状軟骨付着部（対側：矢印）を越えて頸部軟部組織へ進展している．輪状軟骨浸潤（矢頭）も認められる．

輪状披裂筋へと浸潤するもの，連続性に頸部食道に至るもの，粘膜下に全周性に取り囲むよう発育するものもみられる．

❸ **後壁癌**（posterior wall cancer）：咽頭後壁癌進行例（図 15）ではしばしば中・下咽頭両レベルともに侵すが，下方は披裂部レベルにとどまる傾向がある．上方は口蓋咽頭ひだから舌扁桃溝，後口蓋弓から軟口蓋へ進展，連続性に上咽頭へ進展する例もある．側方ではしばしば梨状陥凹へ及ぶ．

6　喉頭・下咽頭癌の経過観察

放射線治療直後に原発巣に残存腫瘤がみられても，発育していくのか退縮していくのか判断不可能であり，治療後の管理不可能な出血，感染の疑い，気道閉塞症状などがある場合を除き，この

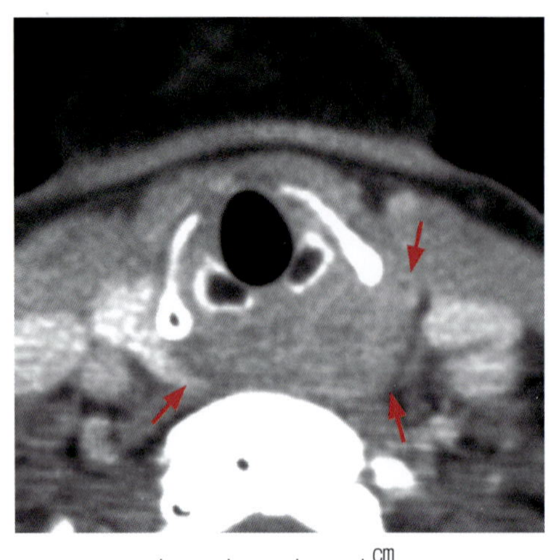

▶図 14　輪状後部癌　造影 CT

輪状後部は輪状軟骨背側の下咽頭前壁に相当する狭い領域で，その上部の披裂部は喉頭に属する．石灰化を伴わない輪状軟骨背側軟部濃度腫瘤が認められる（矢印）．

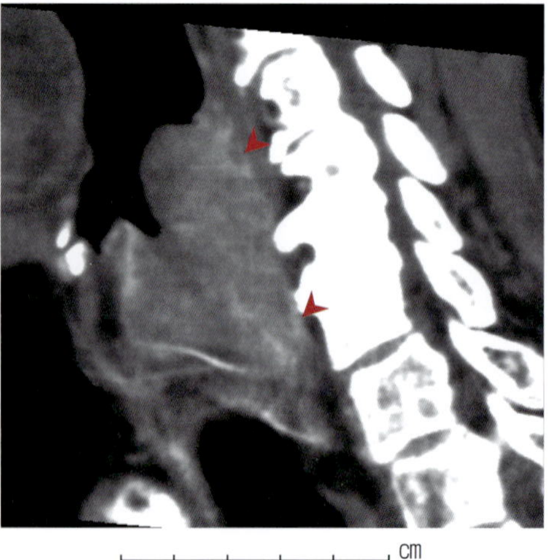

▶図 15　下咽頭後壁癌　造影 CT

舌根レベルから輪状軟骨上縁の高さまで下咽頭を中心として粗大な軟部濃度腫瘤を形成（赤矢頭）．本例では明らかな咽頭後間隙への浸潤性発育は認められない．

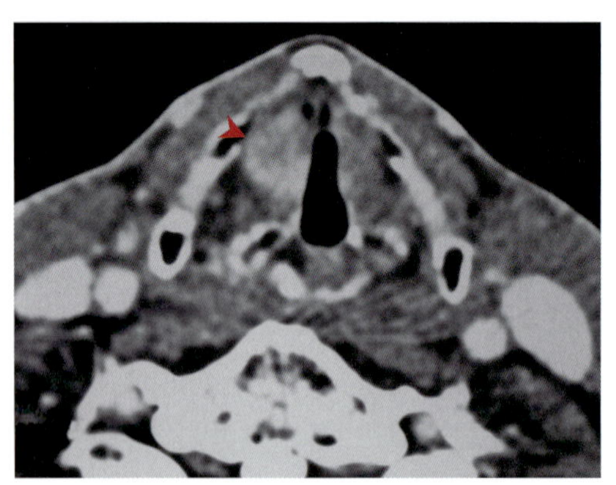

▶図 16　声帯癌再発　造影 CT

右声帯に増強効果を伴う腫瘤が認められる（赤矢頭）．

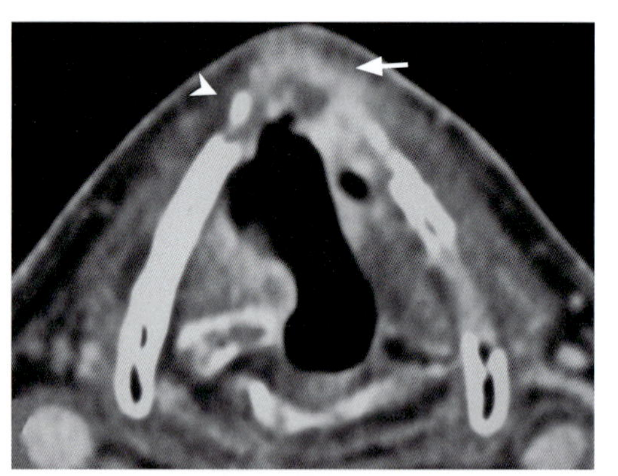

▶図 17　放射線喉頭軟骨壊死　造影 CT

放射線治療 3 年後に疼痛で発症．前連合に接する甲状軟骨の分節化（白矢頭）と軟骨を置換する軟部腫瘤形成（矢印）が認められる．画像のみで腫瘍再発と鑑別することは困難．

期間に画像診断は必要とされない．一般的に術後あるいは放射線治療終了後の基線検査（baseline study）を 3 か月後に施行，その後 3 年までは 4 ～ 6 か月ごと，続く 2 ～ 3 年は 6 ～ 12 か月ごとに経過観察検査を施行する．各画像診断は基線検査との比較をもとにその変化の有無を含めて読影されなければならない（図 16）．この間，2 回以上連続する画像検査で原発巣の所見に変化がないことが確認されれば，90%の確率で原発巣のコントロールが示唆される．MRI による喉頭癌の経過観察において 1cm 以上の大きさの腫瘤の残存または 50%に満たない縮小率を示す症例における高い再発率が報告されている[8]．

手術症例の経過観察では再建部位，切除辺縁，気切孔周囲，頸部リンパ節の変化などに留意すべきである．

放射線喉頭軟骨壊死（図 17）の画像所見は非特異的であるが甲状軟骨の分節化・虚脱，披裂軟骨の脱落，軟骨周囲ガスの出現などが報告されている[9]．

7 炎症性病変

1　喉頭炎・喉頭蓋炎 pharyngitis/epiglottitis

喉頭炎（図 18），喉頭蓋炎は頸部単純 X 線で評価され CT を撮像することは少ない．喉頭蓋炎は喉頭蓋のみならず披裂部，披裂喉頭蓋ヒダを含む声門上部全体に炎症が及ぶ病態で小児に好発する．小児では気道閉塞の危険から仰臥位撮影としての CT は施行しない．成人例では HIV 感染の可能性を考慮する必要がある[10]．この場合，起因菌として真菌も含まれる．

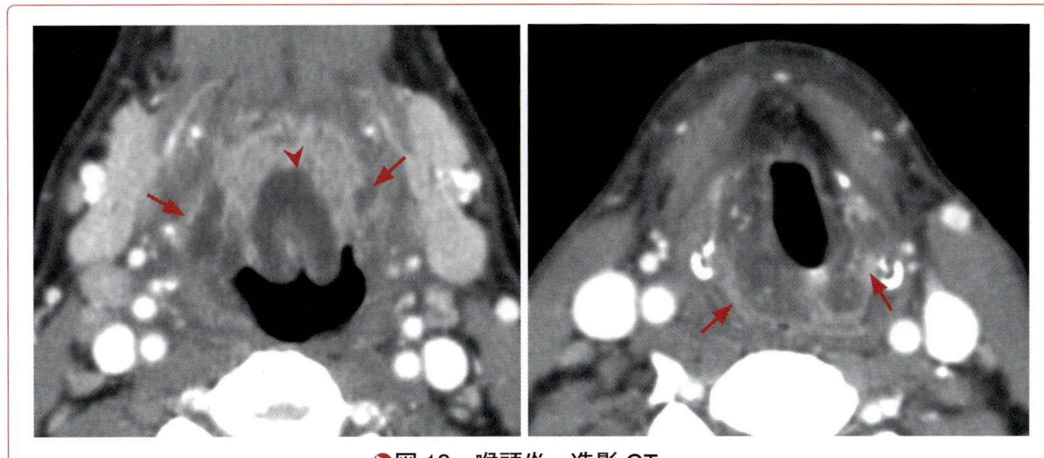

図 18　喉頭炎　造影 CT

喉頭蓋（赤矢頭）周囲組織と傍喉頭間隙（矢印）の高度かつ対称性の浮腫腫脹を認めるが気道は保たれている．

2　先天性梨状窩瘻 piriform（pyriform）sinus tract

第 3 または第 4 鰓嚢由来と推定される梨状陥凹から連続する瘻孔で，小児期に再発性化膿性甲状腺炎（図 19）として発症することが多いが成人にも生じうる．ほとんどの症例で左側に生じるため，甲状腺左葉周囲に限局する炎症性病変を認めた場合，第一に考慮すべき病態である．超音波断層法や CT で甲状腺左葉を巻き込み，周囲組織の反応性変化を伴う辺縁不明瞭な腫瘤として描出される．

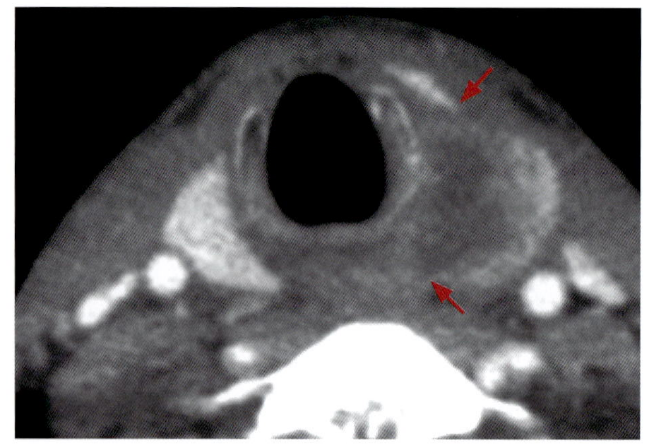

図 19　先天性梨状窩瘻　造影 CT
甲状腺左葉周囲に限局する炎症性病変（矢印）を認めた場合，先天性梨状窩瘻に続発した膿瘍を第一に考慮する．

8 異物・外傷

1 異　物 foreign body

咽頭異物の大部分は魚骨などの小型異物である（図 20）．通常の診察や内視鏡で異物を発見できない場合に CT が施行される．横断像では検出しにくい異物も MSCT による冠状断像，矢状断像により検出率が向上する．

2 喉頭外傷 laryngeal trauma

交通外傷によるものが多く，頸部前面からの圧力によって喉頭が椎骨に押しつけられることで生じる（図 21）．骨折の走行から縦型骨折と横型骨折に分けられる．横型骨折は冠状断像を参照しな

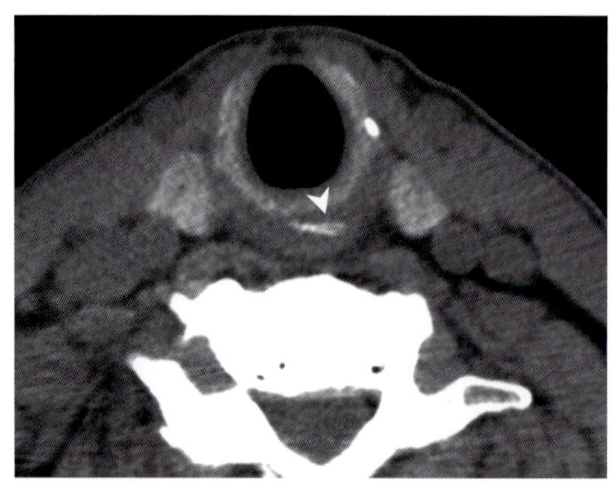

図 20　下咽頭異物　単純 CT
輪状軟骨の高さで下咽頭に高濃度異物（魚骨）が認められる（矢頭）．

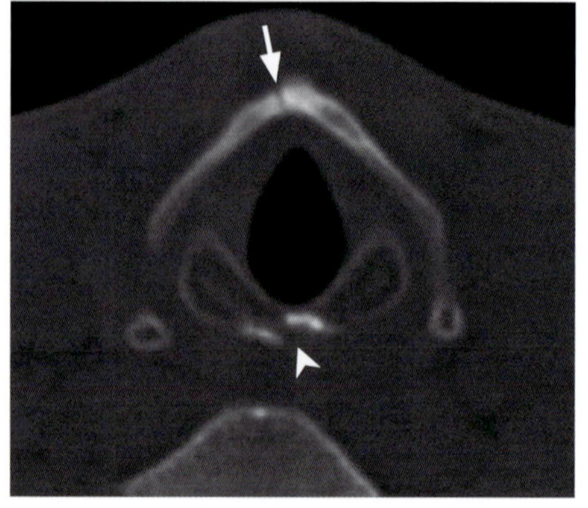

図 21　喉頭外傷　単純 CT（骨条件）
甲状軟骨（矢印）と輪状軟骨（矢頭）に骨折が認められる．輪状軟骨は環状構造をなすことから損傷は複数箇所に認められることが多い．

いと見逃される可能性がある．軟部組織損傷や輪状甲状／披裂輪状関節脱臼の有無をチェックする．

9 そのほかの病態・疾患

1　声帯麻痺 vocal cord palsy

迷走神経とその枝である上喉頭神経（支配筋は輪状甲状筋のみ），反回神経（輪状甲状筋以外の喉頭内因筋を支配）の障害による（図 22）．反回神経麻痺（特に左側）の頻度が高い．画像診断の目的は声帯麻痺自体の診断ではなく，その原因の検索にあり，撮像範囲を脳幹部から肺動脈レベルに設定した造影 CT が用いられる（表 2）．大動脈弓部動脈瘤や Botallo リンパ節腫大を確実に診断するため冠状断再構成の追加が望ましい．

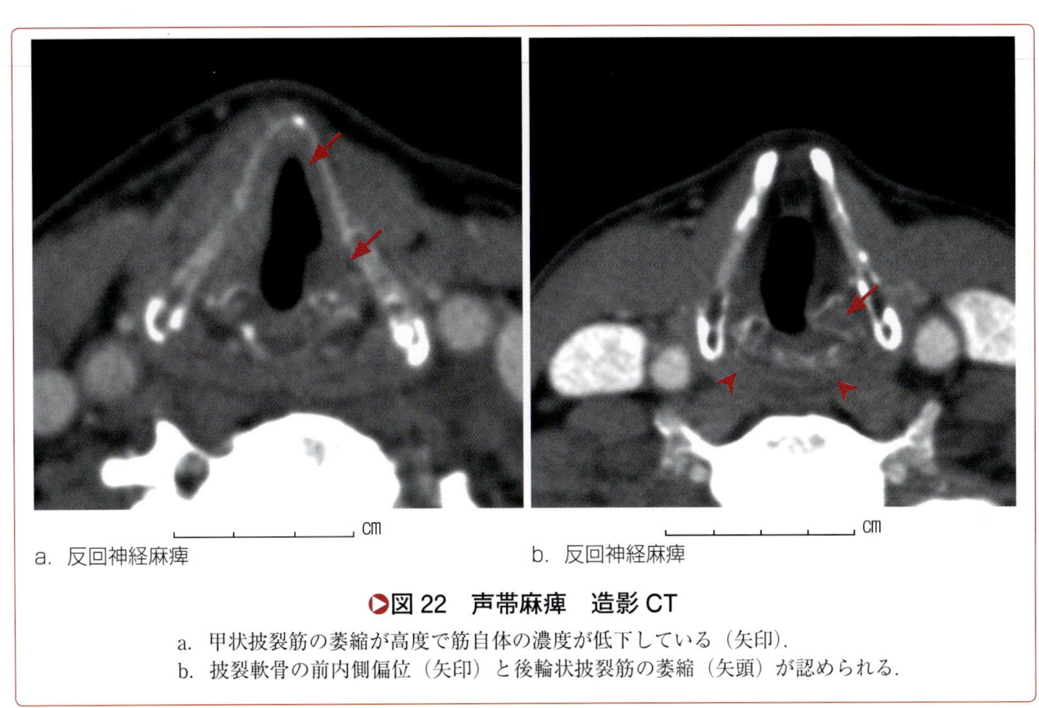

図 22　声帯麻痺　造影 CT

a. 甲状披裂筋の萎縮が高度で筋自体の濃度が低下している（矢印）．
b. 披裂軟骨の前内側偏位（矢印）と後輪状披裂筋の萎縮（矢頭）が認められる．

表 2　声帯麻痺の CT 所見

・甲状披裂筋の萎縮（図 22a）
・披裂軟骨の前内側偏位（図 22b）
▶後輪状披裂筋の萎縮[11]
▶梨状陥凹の非対称（生理的な場合あり）
▶咽頭収縮筋の萎縮（迷走神経障害）

2 喉頭瘤と喉頭嚢胞 laryngocele/saccular cyst

いずれも仮声帯と声帯の間にある喉頭室の嚢状拡張であり，内容が空気の場合，喉頭瘤（図 23a），液体の場合，喉頭嚢胞（図 23b）と称する．甲状舌骨膜を越えて頸部軟部組織に及ぶことがあり喉頭外嚢胞性腫瘤との鑑別を要する．喉頭室入口部の腫瘍性病変（大部分は扁平上皮癌）が喉頭瘤 / 嚢胞の原因となり得ることが臨床的に重要で，喉頭瘤 / 嚢胞が認められた場合，内視鏡的な精査が必要となる．

3 下咽頭食道境界部の憩室 esophagopharyngeal diverticulum

CT で下咽頭・頸部食道の憩室が偶然描出されることがある．Zenker 憩室は輪状咽頭筋（下咽

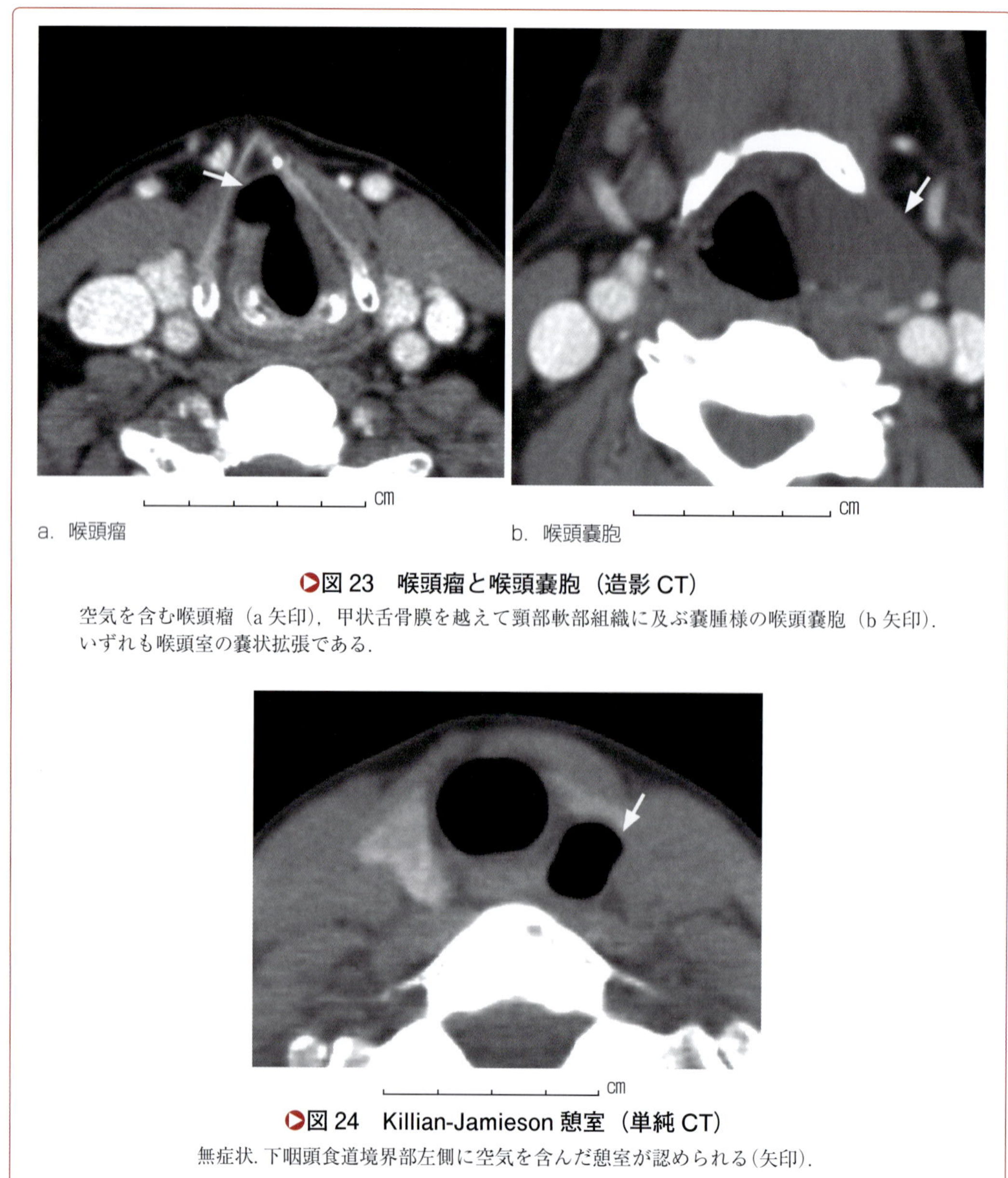

図 23 喉頭瘤と喉頭嚢胞（造影 CT）

空気を含む喉頭瘤（a 矢印），甲状舌骨膜を越えて頸部軟部組織に及ぶ嚢腫様の喉頭嚢胞（b 矢印）．いずれも喉頭室の嚢状拡張である．

図 24 Killian-Jamieson 憩室（単純 CT）

無症状．下咽頭食道境界部左側に空気を含んだ憩室が認められる（矢印）．

頭収縮筋の下部）直上の生理的脆弱部位である Killian 三角部から後方正中へ突出する憩室である．Killian-Jamieson 憩室は下咽頭収縮筋下縁と食道縦走筋の間（Laminer 三角）から外側へ突出し左側に多い（図 24）．

文　献

1）尾尻博也：喉頭，下咽頭．頭頸部の臨床画像診断学．南江堂，pp169-228，2005.

2）Herman R, et al : Larynx : introduction, normal anatomy, and function. Mancuso AA, et al（ed）: Head and Neck Radiology. Lippincott Williams & Wilkins, pp1893-1924, 2010.

3）Gilbert K, et al : Staging of laryngeal cancer using 64-channel multidetector row CT: comparison of standard neck CT with dedicated breath-maneuver laryngeal CT. AJNR 31（2）: 251-256, 2009 .

4）Verduijn GM, et al : Magnetic resonance imaging protocol optimization for delineation of gross tumor volume in hypopharyngeal and laryngeal tumors. Int J Radiat Oncol Biol Phys 74（2）: 630-636, 2009.

5）Beitler JJ, et al : Prognostic accuracy of computed tomography findings for patients with laryngeal cancer undergoing laryngectomy. J Clin Oncol 28（14）: 2318-2322, 2010.

6）Becker M, et al : Neoplastic invasion of laryngeal cartilage: reassessment of criteria for diagnosis at MR imaging. Radiology 249（2）: 551-559, 2008.

7）Herman R, et al : Larynx: Malignant tumors. Mancuso AA, et al（ed）: Head and Neck Radiology. Lippincott Williams & Wilkins, pp1975-2022, 2010.

8）Ljumanovic R, et al : Pre- and post-radiotherapy MRI results as a predictive model for response in laryngeal carcinoma. Eur Radiol 18（10）: 2231-2240, 2008.

9）Hermans R, et al : CT findings in chondroradionecrosis of the larynx. AJNR 19（4）: 711-718, 1998.

10）Laing RB, et al : Stridor in patients with HIV infection. J Laryngol Otol 109（12）: 1197-1199, 1995.

11）Romo LV, et al : Atrophy of the posterior cricoarytenoid muscle as an indicator of recurrent laryngeal nerve palsy. AJNR 20（3）: 467-471, 1999.

12）日本頭頸部癌学会編：頭頸部癌取り扱い規約　第 4 版．金原出版，pp34-35，2004.

4

5 唾液腺，頸部・軟部組織

1 唾液腺

唾液腺は耳下腺・顎下腺・舌下腺の大唾液腺と口腔粘膜などに存在する小唾液腺に分けられる．画像診断の対象となるのは主に大唾液腺，特に耳下腺・顎下腺である．舌下腺にも腫瘍や炎症は生じるが，単独の疾患は稀である．小唾液腺からも主に口腔や中咽頭に腫瘍が生じることがあるが，口腔・中咽頭の項を参照されたい．本章では主に耳下腺・顎下腺の画像診断について述べる．

［検査法］

耳下腺・顎下腺の主な画像診断はCT・MRI・超音波検査があげられる．特にMRIはコントラスト分解能が高く，耳下腺・顎下腺の画像診断の第一選択となる．MRIが施行できない場合はCTで代用できるが，歯の補綴物や義歯からのアーチファクトの影響を受けることがあり，また低コントラストのため診断能はMRIより劣る．CT・MRIとも腫瘍性病変が疑われる場合は造影剤投与を行ったほうが診断に有用である．造影剤投与によるダイナミックスタディが診断に有用な場合もある．MRIの撮像法は横断像のT1強調像，T2強調像が基本で，適宜ガドリニウム製剤による造影や冠状断，脂肪抑制T2強調像またはSTIR像などを組み合わせる．超音波検査所見については頭頸部のUS診断の項を参照されたい．

1 耳下腺 parotid gland

❶ 画像解剖

耳下腺は深頸筋膜浅葉に囲まれた耳下腺間隙に存在する純漿液腺である．前方部では咀嚼筋間隙に接し，内側では狭義の傍咽頭間隙および頸動脈間隙に接している．腺実質に脂肪成分を多く含むためCTではやや低吸収を呈し，MRIではT1，T2強調像とも筋肉より軽度高信号を呈する．腺実質内の脂肪組織は加齢とともに増加するため，高齢者ではT1，T2強調像とも信号が高くなる傾向がある．耳下腺内の主な構造物には腺組織，導管（Stenon管またはStensen管），下顎後静脈，顔面神経，外頸動脈，腺内リンパ節がある．特に顔面神経は重要な構造物で，耳下腺腫瘤のCT・MRIを読影する際には顔面神経走行の同定を意識して読影しなければならない．耳下腺は顔面神経の通過する面によって浅葉と深葉に分けられる．腫瘍性病変が浅葉・深葉のいずれから生じたかの判断は手術選択に際して重要である．たとえば多形腺腫が浅葉のみに存在すれば手術は浅葉切除のみで終了し，顔面神経は温存される．しかし，深葉に存在または浅葉から深葉に進展する場合，耳下腺全摘となることが多く，顔面神経の温存が難しくなる．ただし，浅葉・深葉間に解剖学的に明確な区分があるわけではない．顔面神経は茎乳突孔を出て耳下腺内に入り，下顎後静脈の外側，導管の内側を走行する．その後耳下腺の上部で耳下腺神経叢と呼ばれる分枝（側頭枝，頬骨枝，頬筋枝，下顎縁枝）に分かれる．耳下腺内顔面神経主幹およびこの耳下腺神経叢が走行する面により浅葉・深葉が分けられる．

CT・MRI による耳下腺内顔面神経の同定方法（浅葉・深葉の区分方法）は以前から多くの報告がある[1-4]．代表的なものとして高分解能 MRI を用いて直接顔面神経を同定する方法[1, 2]，横断像に対してある基準線を設定し顔面神経走行の指標とする方法などがある[3, 4]．最も確実なのは高分解能 MRI を用いて直接顔面神経を同定する方法で，正常な耳下腺では顔面神経は下顎後静脈の外側を走行する T1，T2 強調像とも低信号の線として認められる[2]（図 1a，b）．しかし，精密な撮像が必要であり，大きな腫瘍が存在する場合には同定が困難となることがしばしばある．比較的簡便なのは横断像に対して基準線を設定する方法である．Ariyoshi ら[3] は下顎骨下顎枝外側と顎二腹筋後腹外側を結ぶ線が顔面神経走行にほぼ一致するとしている．正常例や腫瘤が小さい例ではこの線はほぼ浅葉・深葉の区分に有用であるが，大きな腫瘍では解剖構造の偏位が生じ，不正確になることがあるとされる．一方，de Ru ら[4] は下顎後静脈と同じ横断面の脊椎最背側（多くの場合環椎後結節背側や軸椎棘突起後端）を結ぶ線が浅葉・深葉の区分に有用としている．この線は正常な顔面神経の走行には必ずしも一致しないが腫瘤が浅葉・深葉どちらに存在するかの診断には有用とされる．そのほか，下顎後静脈の偏位のみで深葉・浅葉を判定する方法（下顎後静脈が内側に偏位していれば浅葉に存在，外側に偏位していれば深葉に存在）も簡便であるが腫瘤が浅葉・深葉両方にまたがる場合は判断できない，など正確さの点でやや劣る．

腫瘍性病変の読影では耳下腺と周囲間隙との関係も重要となる．特に重要なのは内側に接する狭義の傍咽頭間隙との関係である．すなわち耳下腺深葉は茎突下顎裂（茎突下顎トンネル）を通じて傍咽頭間隙へ深く入り込んでいることを知っておくべきである．腫瘤の大部分が傍咽頭間隙に存在しても腫瘤の外側が茎突下顎裂を超えて外側に存在する場合はほとんどが耳下腺深葉由来の腫瘤である[5]（図 2）．

❷ 画像所見

a．腫瘍性病変：耳下腺には表 1 の WHO 分類[6] に示すようにきわめて多彩な組織型の腫瘍が発生する．そのすべての組織型を画像にて診断するのは困難である．しかし，耳下腺腫瘍にはいわゆる 80％ルール（☞ Tips p.58）があり，まずは高頻度の多形腺腫，Warthin 腫瘍（ワルチン腫瘍，腺リンパ腫）に特徴的な所見の有無を確認し鑑別を進める．以下に多形腺腫，Warthin 腫瘍に特徴的な所見および悪性腫瘍が疑われる所見につき述べる．

1）多形腺腫（pleomorphic adenoma）（図 3a ～ c）

耳下腺腫瘍の 65 ～ 70％を占め，やや女性に多い．小さいうちは辺縁整な球形～卵形を呈し，大きくなると分葉状・八つ頭状を呈する．T1 強調像で低信号，T2 強調像で高信号を呈することが多いとされるが[7]，大きくなると T2 強調像での内部信号は多彩である．腫瘍内に小石灰化がみられることもある．造影では比較的強い増強効果を呈し，ガドリニウム製剤によるダイナミックスタデ

5

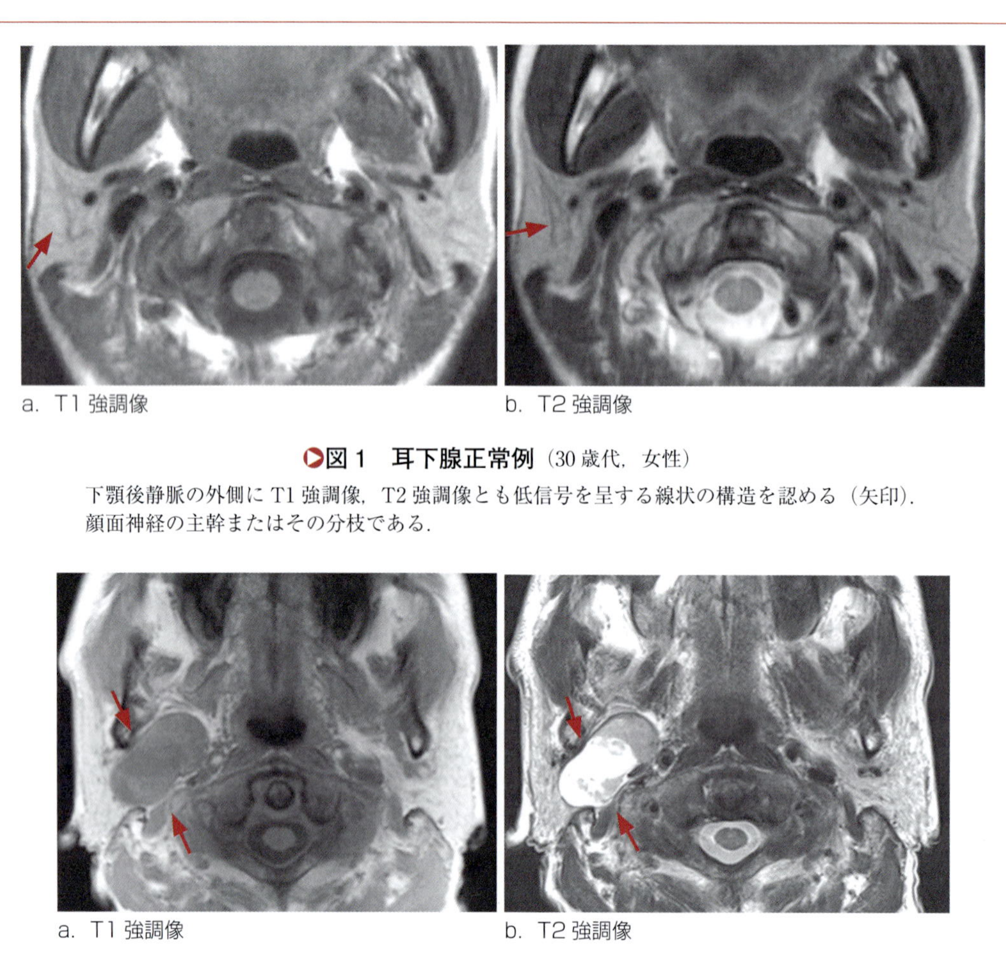

a．T1 強調像　b．T2 強調像

図 1　耳下腺正常例（30 歳代，女性）

下顎後静脈の外側に T1 強調像，T2 強調像とも低信号を呈する線状の構造を認める（矢印）．顔面神経の主幹またはその分枝である．

a．T1 強調像　b．T2 強調像

図 2　悪性多形腺腫例（80 歳代，男性）

腫瘤の大部分は傍咽頭間隙に存在するが，腫瘤の外側が茎突下顎裂を超えて（矢印）外側に存在しており，深葉由来の腫瘍と判断できる．

イにては漸増型のパターンを呈することが多い．T2 強調像で低信号の線維性被膜は特徴的な所見とされるが（図 3b），すべての例に認められる訳ではない．摘出の際に被膜を破ると播種性再発をきたすが，針生検程度では播種はきたさない．約 5 ～ 20％に悪性化がみられ，長期間変化のなかった腫瘍が急に増大してきた時その可能性が考えられる．

2）Warthin 腫瘍（ワルチン腫瘍，腺リンパ腫）（図 4a ～ d）

耳下腺腫瘍の 10％を占め，中年以降の男性に好発する．性差は約 5：1 とされる．時間的・空間的に多発し，下極に多い．嚢胞部分と実質部分があり，実質部分は T2 強調像で不均一な低信号を呈する[8]．一般的に増強効果は弱いとされているがガドリニウム製剤によるダイナミックスタディにて実質部分は急増急減型のパターンを呈することが多い[9]（図 4c，d）．この急増急減型のパターンを呈する腫瘍はほかにはオンコサイトーマ（膨大細胞腫；oncocytoma）のみであり，鑑別に有用である．$^{99m}TcO_4^-$ 唾液腺シンチグラフィにて高集積を呈することは有名である．顎下腺に発生することはきわめて稀であり，通常術後再発や悪性化はないとされる．

3）悪性腫瘍が疑われる所見（図 5a ～ c）

上述のようにまずは多形腺腫，Warthin 腫瘍に特徴的な所見の有無を確認することが重要であるが，以下の所見が認められる場合に悪性の可能性を疑う．まず，一般的に辺縁が不整であり，T2強調像で実質部分が比較的低信号を呈することが多い（図 4b）．また神経に沿った浸潤傾向やリンパ節腫大を伴うことがある．造影剤増強効果は強いことが多く，ガドリニウム製剤によるダイナミッ

表 1　唾液腺腫瘍の組織型分類 [6)]（第 3 版 WHO 分類，2005 年）

Benign epithelial tumors	良性上皮性腫瘍
Pleomorphic adenoma	多形腺腫
Myoepithelioma	筋上皮腫
Basal cell adenoma	基底細胞腺腫
Warthin tumor	ワルチン腫瘍
Oncocytoma	オンコサイトーマ
Canalicular adenoma	細管状腺腫
Sebaceous adenoma	脂腺腺腫
Lymphadenoma:	リンパ腺腫：
sebaceous and nonsebaceous type	脂腺型と非脂腺型
Ductal papilloma	導管乳頭腫
・Inverted ductal papilloma	内反性導管乳頭腫
・Intraductal papilloma	導管内乳頭腫
・Sialadenoma papilliferum	乳頭状唾液腺腺腫
Cystadenoma	嚢胞腺腫
Malignant epithelial tumors	**悪性上皮性腫瘍**
Acinic cell carcinoma	腺房細胞癌
Mucoepidermoid carcinoma	粘表皮癌
Adenoid cystic carcinoma	腺様嚢胞癌
Polymorphous low-grade adenocarcinoma	多形低悪性度腺癌
Epithelial-myoepithelial carcinoma	上皮筋上皮癌
Clear cell carcinoma, not otherwise specified	明細胞癌，NOS
Basal cell adenocarcinoma	基底細胞腺癌
Malignant sebaceous tumors	悪性脂腺腫瘍
・Sebaceous carcinoma	脂腺癌
・Sebaceous lymphadenocarcinoma	脂腺リンパ腺癌
Cystadenocarcinoma	嚢胞腺癌
Mucinous adenocarcinoma	粘液腺癌
Oncocytic carcinoma	オンコサイト癌
Salivary duct carcinoma	唾液腺導管癌
Adenocarcinoma, not otherwise specified	腺癌，NOS
Myoepithelial carcinoma	筋上皮癌
Carcinoma ex pleomorphic adenoma	多形腺腫由来癌
Carcinosarcoma	癌肉腫
Metastasizing pleomorphic adenoma	転移性多形腺腫
Squamous cell carcinoma	扁平上皮癌
Small cell carcinoma	小細胞癌
Large cell carcinoma	大細胞癌
Lymphoepithelial carcinoma	リンパ上皮癌
Sialoblastoma	唾液腺芽腫

（文献 6 より許可を得て掲載）

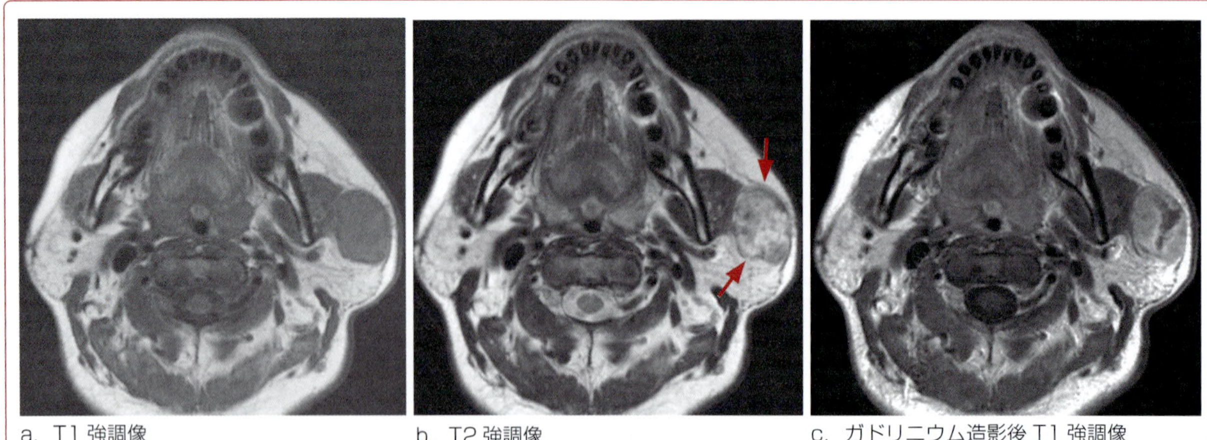

図 3 多形腺腫例（50 歳代，女性）

耳下腺浅葉に a で低信号，b で高信号の腫瘍を認める．b で認めるほぼ全周性の低信号被膜（矢印）は多形腺腫に特徴的な所見とされる．

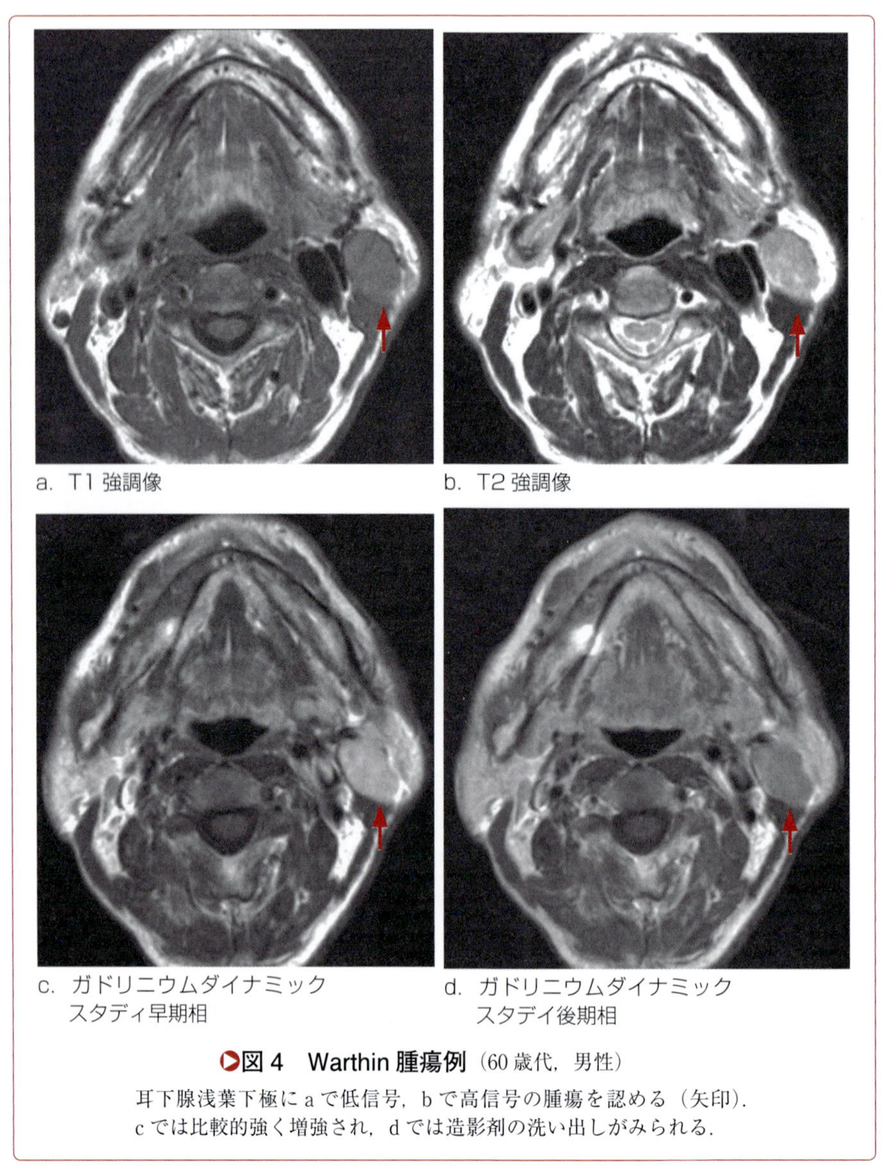

図 4 Warthin 腫瘍例（60 歳代，男性）

耳下腺浅葉下極に a で低信号，b で高信号の腫瘍を認める（矢印）．c では比較的強く増強され，d では造影剤の洗い出しがみられる．

クスタディにて造影のピークまでの時間が短いことが多い[9]．ただし，漸増型と急増漸減型の両方のパターンを呈する[9]．ほかに経過も重要で長期間一定の大きさであった腫瘍が急速に増大してきた場合，悪性の可能性を疑う．

b. 炎症，そのほか：細菌やウイルスによる軽微な炎症ではCT・MRIの対象となることは少ない．化膿性炎症では病変の広がりをみるためにCTまたはMRIが施行される．以下に述べる疾患は稀ではあるが特徴的な所見を呈し，知っておくと診断が容易となる．

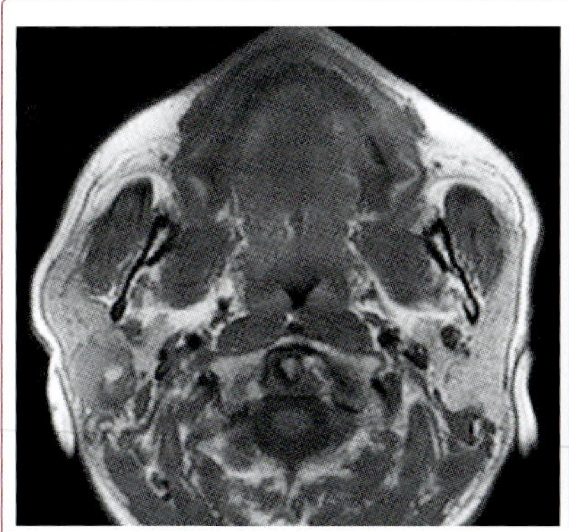

a. T1強調像

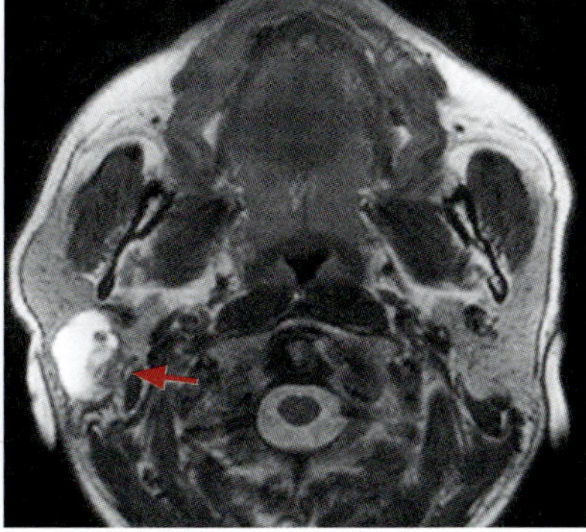

b. T2強調像

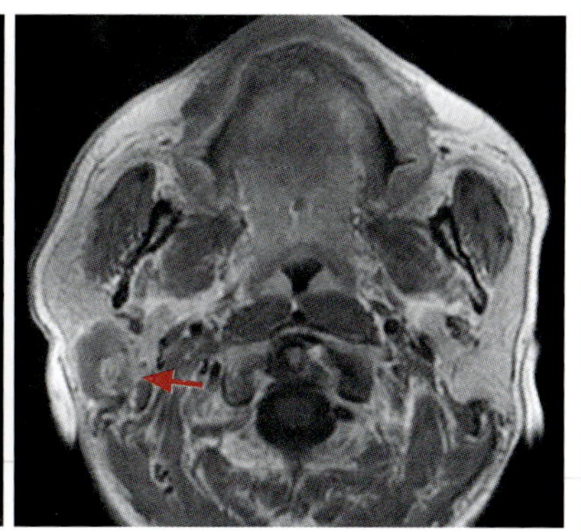

c. ガドリニウム造影後T1強調像

図5 腺癌例（60歳代，女性）

耳下腺浅葉に全体としてはaで低信号，bで高信号の腫瘍を認める．bで一部低信号の領域がcでは強く不均一に増強されている（矢印）．辺縁も不整であり，悪性腫瘍に特徴的な所見である．

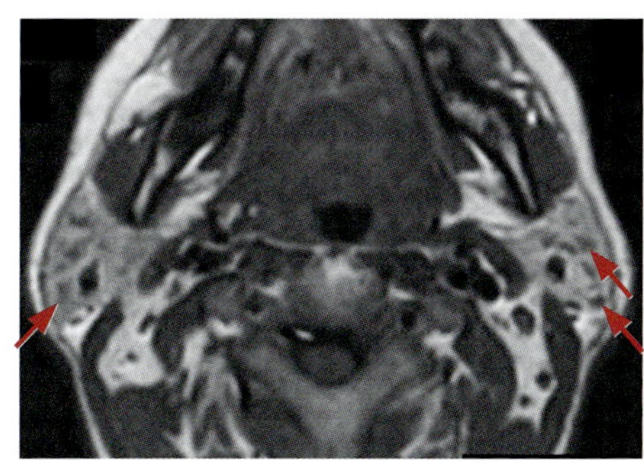

a. T1強調像

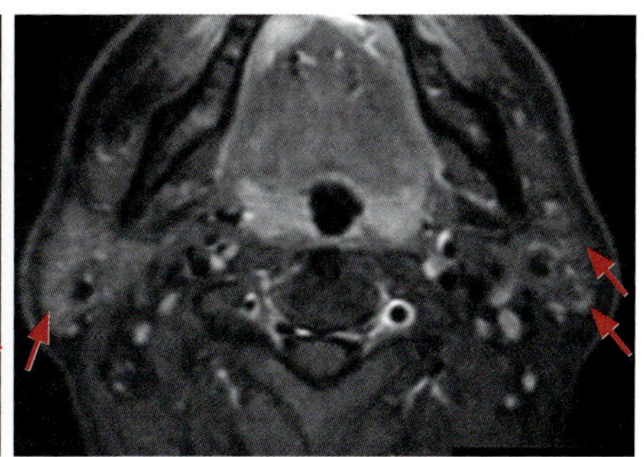

b. 造影後脂肪抑制T1強調像

図6 木村氏病（50歳代，男性）

aで両側耳下腺内に多数の低信号領域を認め，造影（b）にてこれらの領域は淡く増強されている（矢印）．血液検査にて好酸球増多とIgE高値が認められ，木村氏病と診断された．

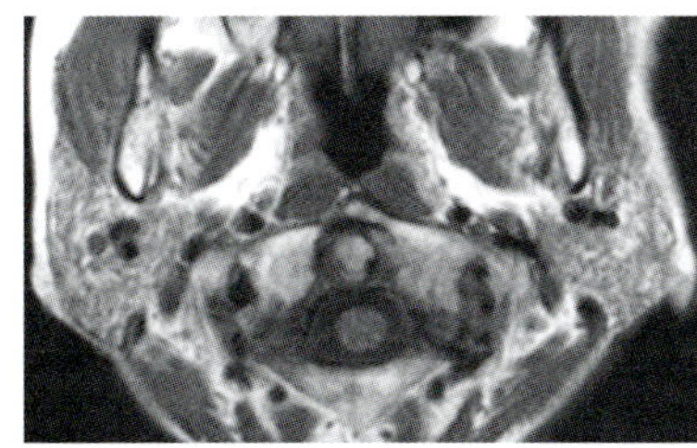

a. T1強調像

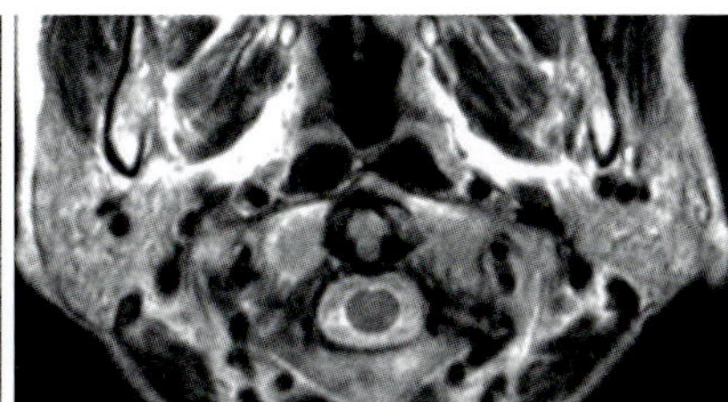

b. T2強調像

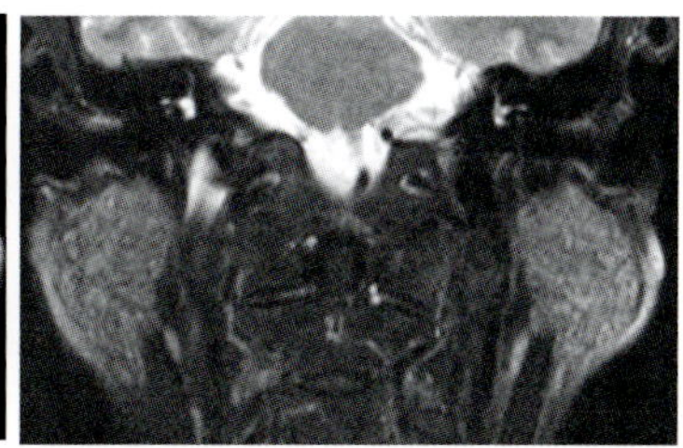

c. 脂肪抑制T2強調冠状断像

図7 シェーグレン症候群（60歳代，女性）

両側耳下腺内にa，bとも高信号と低信号を呈する点状の領域がびまん性に認められる．シェーグレン症候群に特徴的な所見である．

1）木村氏病（軟部好酸球性肉芽腫）（図 6a，b）

1948 年に木村らが初めて報告した頸部に無痛性肉芽腫を生じる疾患で，Ⅰ型アレルギーの関与が疑われている．耳下腺，顎下腺腫瘤およびリンパ節腫大，頸部軟部腫瘤を生じ慢性の経過をたどる．T1 強調像で低信号，T2 強調像にて高信号または低信号の大小さまざまな腫瘤が生じ，造影剤増強効果も認められる[10]．耳下腺・顎下腺の病変は 1 つの唾液腺のみのことも複数の唾液腺に生じることもある．画像のみからは悪性腫瘍や悪性リンパ腫との鑑別が問題になるが，血液検査にて著明な好酸球増多，血清 IgE 高値を示すことから鑑別できる．

2）シェーグレン（Sjögren）症候群（図 7a ～ c）

乾燥性性角結膜炎，口腔乾燥症，リウマチ様性関節炎を 3 主徴とする全身性自己免疫疾患である．唾液腺組織の慢性炎症により，T2 強調像で高信号と低信号を呈する点状の領域がびまん性に認められる[11]．耳下腺のみならず顎下腺にも同様の所見がみられる．

Tips：耳下腺腫瘍の 80％ルール

- 全唾液腺腫瘍の 80％は耳下腺腫瘍
- 耳下腺腫瘍の 80％は良性腫瘍
- 良性腫瘍の 80 ～ 90％は多形腺腫
- 耳下腺腫瘍の約 80％は浅葉発生
- 頭頸部に生じる多形腺腫の約 80％は耳下腺原発

2 顎下腺 submandibular gland

❶ 画像解剖

顎下腺は顎二腹筋前腹・後腹と下顎骨体部に囲まれたいわゆる顎下三角に存在する漿液・粘液の混合腺である．顎下腺の導管（Wharton 管）は舌下腺内側を走行するため，顎下腺は顎下間隙と舌下間隙の両方にわたることになる．なお，顎下・舌下間隙とも閉鎖された間隙ではなく，頭側では狭義の傍咽頭間隙に連続する．顎下腺上部は舌下腺と接しており，この部分を深葉と呼ぶこともある．しかし耳下腺における浅葉・深葉の区分ほどの臨床的意義はなく重要ではない．顎下腺は CT では筋肉と等吸収を呈し，MRI では T1，T2 強調像とも筋肉より軽度高信号を呈する．顎下腺周囲の構造物としてリンパ節，顔面動脈，舌下神経，顔面神経下顎枝などがあるがリンパ節以外は通常の CT・MRI では同定は難しい．

❷ 画像所見

a. **腫瘍性病変**：耳下腺と同様に多形腺腫が最も高頻度で約 60％を占める．良・悪性の比率はほぼ同じかまたはやや良性が多いとされる[12]．悪性腫瘍では腺様嚢胞癌が最も多く全顎下腺腫瘍の約 15％を占め，ほかに腺癌や粘表皮癌が生じる．Warthin 腫瘍や腺房細胞癌の発生はきわめて稀である．

1）多形腺腫（図 8a ～ c）

基本的に耳下腺の多形腺腫と同様の所見を呈する．小さいうちは辺縁整な球形～卵形を呈し，大きくなると分葉状・八つ頭状を呈する．T1 強調像で低信号，T2 強調像で高信号を呈することが多いとされるが，大きくなると T2 強調像での内部信号は多彩である．造影では比較的強い増強効果を呈し，ガドリニウム製剤によるダイナミックスタディにては漸増型のパターンを呈することが多い．

2）腺様嚢胞癌（adenoid cystic carcinoma）

発育は緩徐ながら浸潤傾向が強く，神経周囲浸潤をきたし早期に神経症状を呈する．細胞密度の高い実質部分は T2 強調像でやや低信号を呈し，粘液を有する小嚢胞の集簇部分は高信号を呈する．造影剤増強効果は著明なことが多い．

b. 炎症，そのほか：耳下腺と同様に細菌やウイルスによる軽度の炎症では CT・MRI の対象となることは少ない．化膿性炎症では病変の広がりをみるために CT または MRI が施行される．唾石症は圧倒的に顎下腺に多く，診断は超音波検査や単純撮影で十分可能であるが，手術法の選択に際して CT が施行される（図 9）．

5

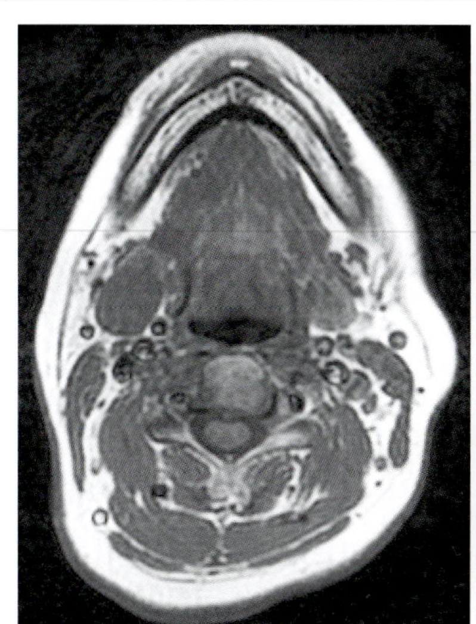

a. T1 強調像

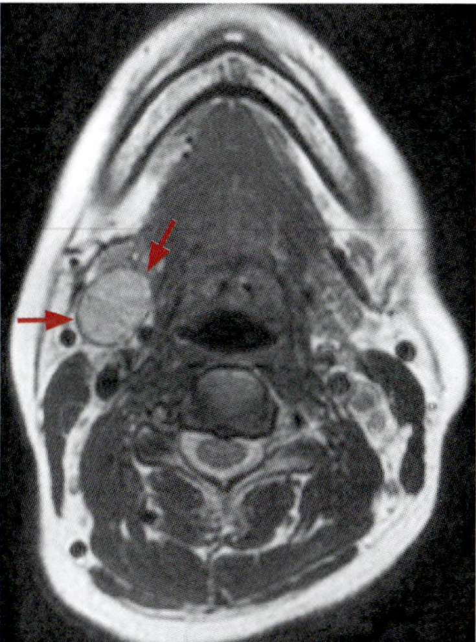

b. T2 強調像

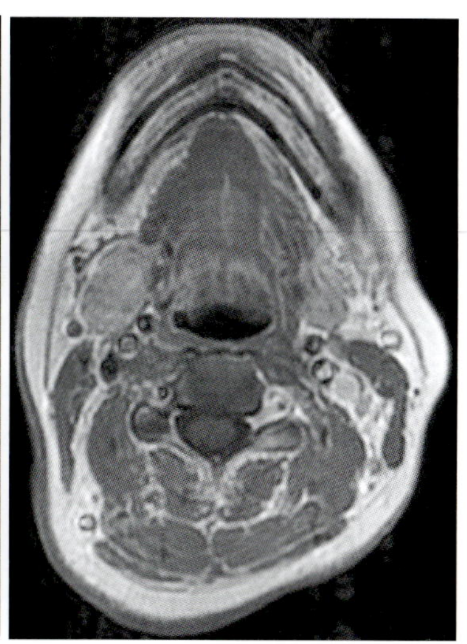

c. ガドリニウム造影後 T1 強調像

図 8　顎下腺の多形腺腫例（50 歳代，女性）

右顎下腺に a で低信号，b で高信号の腫瘍を認める．b でほぼ全周性にみられる低信号の線維性被膜（矢印）は耳下腺同様に多形腺腫に特徴的な所見とされる．

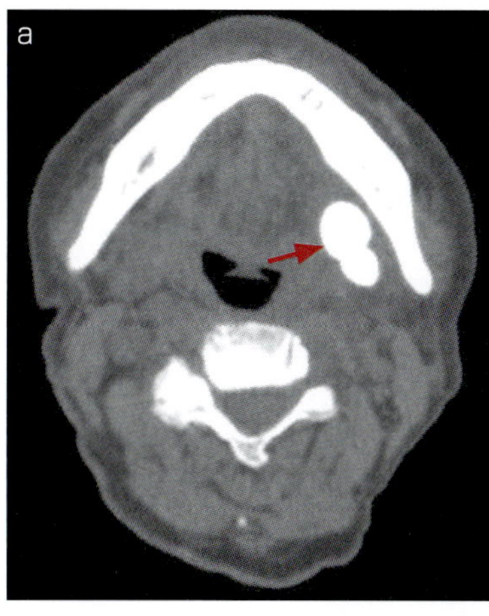

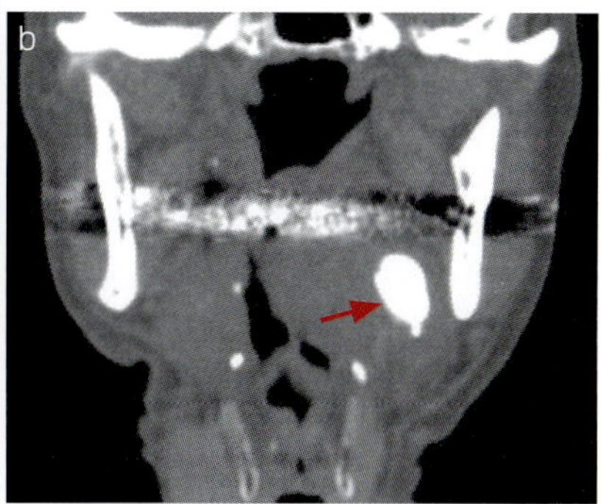

図 9　唾石例（80 歳代，男性）

左口腔底に唾石を認める（矢印）．顎下腺の導管（Wharton 管）に生じた唾石である．

2 頸部・軟部組織

頸部軟部組織で画像診断の対象となるのは頸部膿瘍や蜂窩織炎などの重症感染症といわゆる軟部腫瘍および頸部に独特の嚢胞性疾患があげられる．いずれも画像診断の主体はCT・MRI・超音波検査である．本項では頸部嚢胞性疾患と頭頸部軟部腫瘍のCT・MRI所見について述べる．

1 嚢胞性疾患

❶ 鰓裂嚢胞（branchial cleft cyst）

胎生期における頸部諸器官の発生原基となる鰓器官の発達過程において，鰓裂の退縮不全や遺残，不完全閉鎖により生じる[13]．第1～第4までの型があるが，第2鰓裂嚢胞が最も多い．第2鰓裂嚢胞は下顎角周囲の主に顎下腺背側，胸鎖乳突筋前部に好発する（図10）．学童期～20歳代に気づかれることが多いが，成人になって感染を機に発見されることもある．第1鰓裂嚢胞は比較的稀である．耳下腺内や耳下腺近傍，特に下極近傍に好発する．中年女性に見つかることが多く，感染を契機に発見されることが多い（図11）．CT・MRIとも嚢胞状腫瘤として描出されるが，T1強調像では内部液体の蛋白濃度により信号強度が変化する．

❷ 甲状舌管嚢胞（thyroglossal duct cyst）（図12）

胎生期に甲状腺原基が下行する際に形成される甲状舌管が退縮せずに遺残し，嚢胞を形成したもので壁は通常扁平上皮よりなる．甲状舌管の発生上，舌盲孔，舌下部，舌骨内側，甲状軟骨前部などの頸部正中線上に嚢胞を形成する．舌骨上下近傍に最も多く発生し，典型的には舌骨前後にまたがるように存在する．約半数が20歳までに発見されるとされるが，実際の臨床では年長者の発見例も多い．嚢胞に感染を生じ，発見の契機になることもしばしばあり，ごく稀には悪性腫瘍が発生することもある．CT・MRIとも前頸部正中線上の嚢胞状腫瘤として描出されるが，T1強調像では内部液体の蛋白濃度により信号強度が変化する．

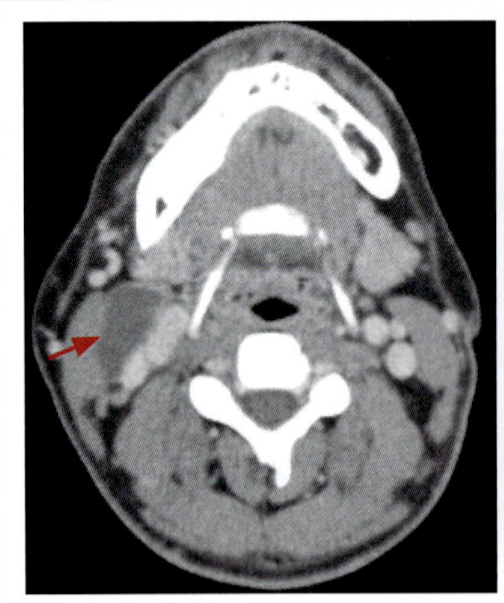
a．造影CT横断像

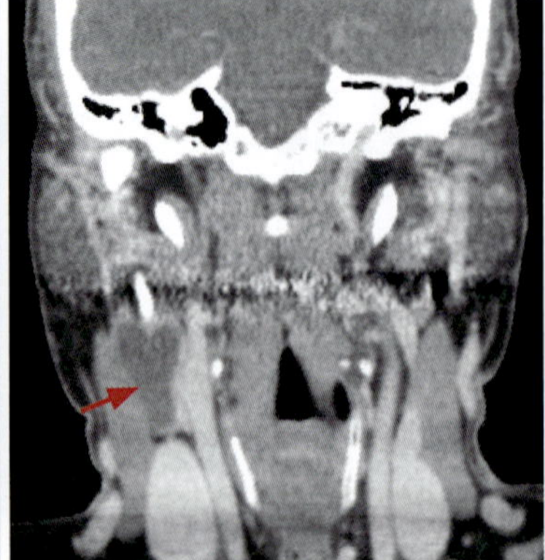
b．造影CT冠状断再構成像

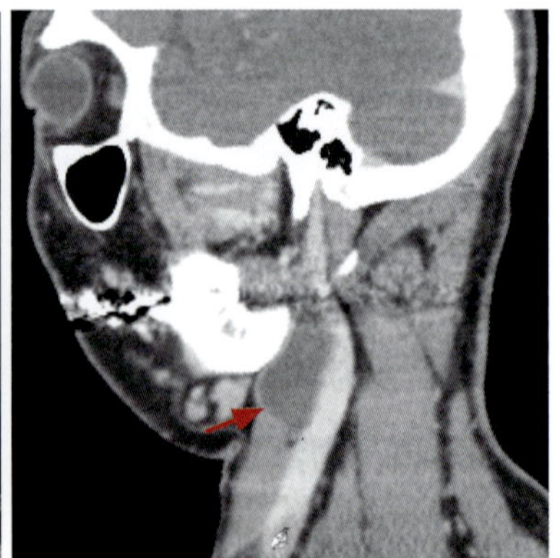
c．造影CT傍矢状断再構成像

図10 第2鰓裂嚢胞例（30歳代，男性）
顎下腺背側，胸鎖乳突筋前内側に低吸収域を認める（矢印）．発生部位から第2鰓裂嚢胞と判断できる．

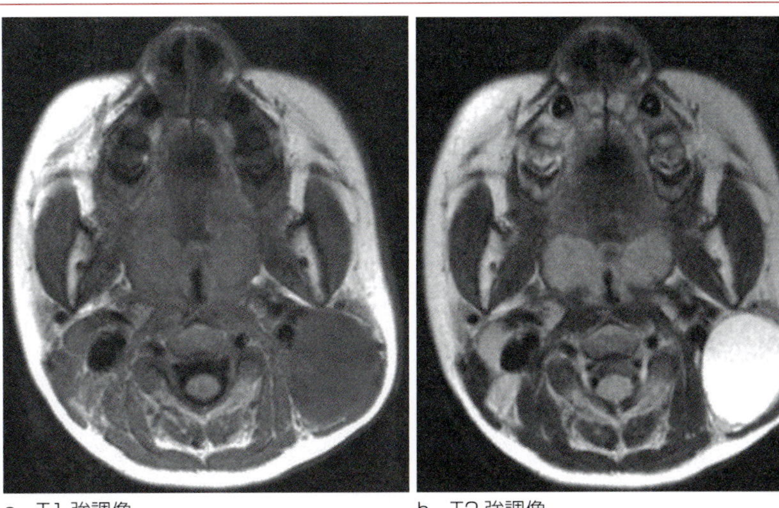

a.　T1 強調像　　b.　T2 強調像

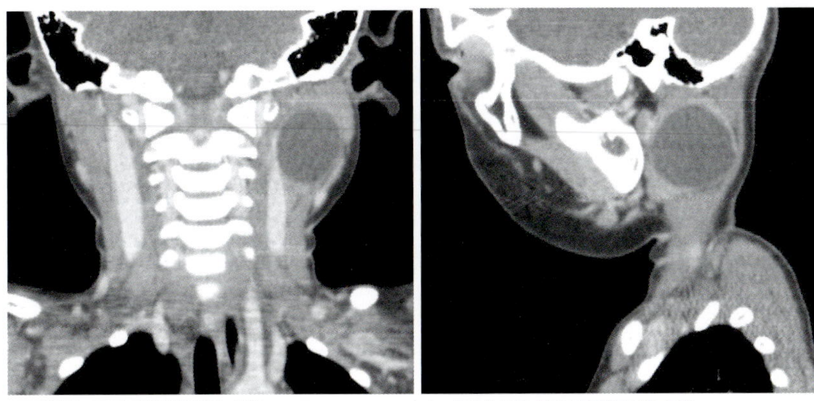

c.　造影 CT 冠状断再構成像　　d.　造影 CT 傍矢状断再構成像

図 11　第 1 鰓裂囊胞例（学童期，男児）

本症例のごとく第 1 鰓裂囊胞は耳下腺内や耳下腺近傍，特に下極近傍に好発する.

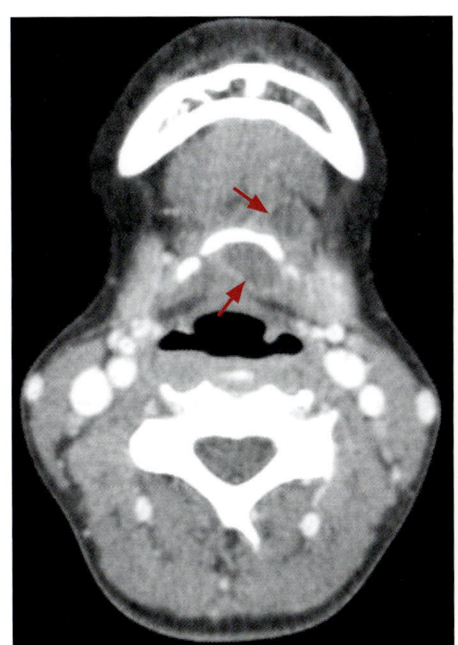

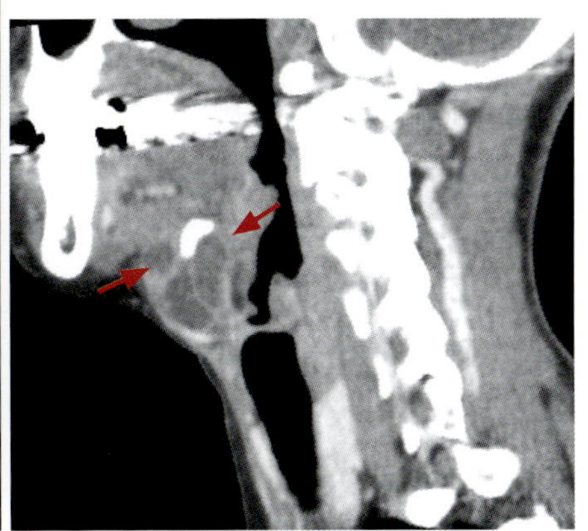

a.　造影 CT 横断像　　b.　造影 CT 矢状断再構成像

図 12　甲状舌管囊胞例（30 歳代，女性）

舌骨前後にまたがるように囊胞を認める（矢印）. 甲状舌管囊胞は舌骨近傍正中に好発する.

5

❸ そのほかの嚢胞性疾患

頸部軟部に発生する嚢胞性腫瘤として，ほかに類上皮腫やリンパ管腫がある．嚢胞ではないが，内部が壊死したリンパ節転移（特に甲状腺乳頭癌）や内部のほとんどが粘液様成分の神経鞘腫などは画像上の鑑別にあがる．

Side Memo ■ 側頸嚢胞とは？

耳鼻咽喉科医がよく使う用語のうち，いわゆる側頸嚢胞の大部分は鰓裂嚢胞で，正中頸嚢胞は甲状舌管嚢胞である．

2 頭頸部の軟部腫瘍，ほか

頸部軟部には四肢などと同様にいわゆる軟部腫瘍が生じる．比較的よく遭遇するのは脂肪腫，血管腫（静脈性血管奇形），神経原性腫瘍である．頭頸部における神経原性腫瘍には神経鞘腫，神経線維腫以外に，頸動脈小体腫瘍と呼ばれる傍神経節腫も生じる．傍神経節腫はきわめて富血管性の腫瘍として知られ，T1 強調像では小出血や遅い血流を表す高信号と血管の無信号領域が混在する salt and pepper appearance といわれる所見がみられる．

文　献

1）Dailiana T, et al : High-resolution MR of the intraparotid facial nerve and parotid duct. AJNR Am J Neuroradiol 18 : 165-172, 1997.

2）Takahashi N, et al : High-resolution magnetic resonance of the extracranial facial nerve and parotid duct: demonstration of the branches of the intraparotid facial nerve and its relation to parotid tumours by MRI with a surface coil. Clin Radiol 60 : 349-354, 2005.

3）Ariyoshi Y, et al : Determining whether a parotid tumor is in the superficial or deep lobe using magnetic resonance imaging. J Oral Maxillofac Surg 56 : 23-26, 1998.

4）de Ru JA, et al : The location of parotid gland tumors in relation to the facial nerve on magnetic resonance images and computed tomography scans. J Oral Maxillofac Surg 60 : 992-994, 2002.

5）小島和行：傍咽頭間隙疾患．CLIENT21-21 世紀耳鼻咽喉科領域の臨床 - 3．画像診断：中山書店 , pp253-259, 2001.

6）日本頭頸部癌学会編：唾液腺腫瘍の組織型分類．頭頸部癌取扱い規約第 5 版．金原出版，pp74, 2012.

7）Ikeda K, et al : The usefulness of MR in establishing the diagnosis of parotid pleomorphic adenoma. AJNR 17 : 555-559, 1996.

8）Minami M, et al : Warthin tumor of the parotid gland : MR-pathologic correlation. AJNR 14 : 209-214, 1993.

9）小島和行，他：唾液腺．臨床放射線 51（4）: 485-495, 2006.

10）Takahashi S, et al : Kimura disease: CT and MR findings. AJNR Am J Neuroradiol 17 : 382-385, 1996.

11）Takashima S, et al : MR imaging of Sjögren syndrome: correlation with sialography and pathology. J Comput Assist Tomogr 15 : 393-400, 1991.

12）康本真由美：唾液腺．頭頸部の CT・MRI. メディカルサイエンスインターナショナル，pp573-600, 2002.

13）Koeller KK, et al : Congenital cystic masses of the neck: radiologic-pathologic correlation. Radiogrphics 19 : 121-146, 1999.

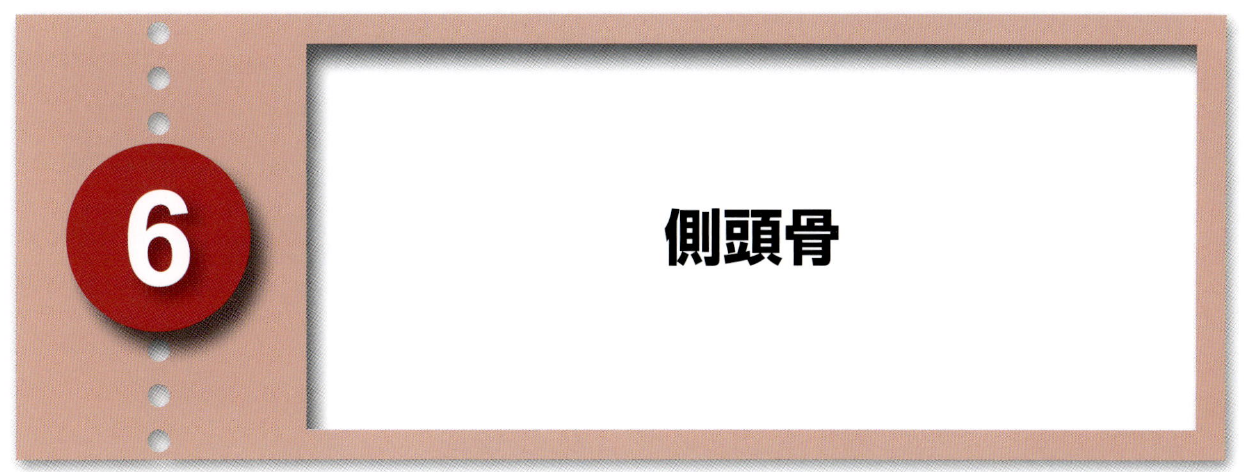

6 側頭骨

実効スライス厚の薄い高分解能画像が得られるマルチスライスCT（multislice CT：MSCT）および高分解能MRI（特にMR hydrography）によって，側頭骨領域の画像診断も大きく進歩した．ここでは，画像診断法のポイント，キーとなる画像解剖，代表的疾患の画像所見について概説する．なお，主たる解剖名を図中の略号（図1，2）とともに表1に示す．

表1　主たる解剖名と図中の略号

略号	解剖名
C	蝸牛 cochlea
	C（st）：鼓室階 scala tympani，C（sv）：前庭階 scala vestibuli
CA	蝸牛水管 cochlear aqueduct
CaC	頸動脈管 carotid canal
CC	総脚 common crus
CN	蝸牛神経 cochlear nerve
CP	蝸牛岬角 cochlear promontory
EAC	外耳道 external auditory canal
ET	耳管 eustachian（auditory）tube
FN	顔面神経 facial nerve
	FN（gg）：膝神経節 geniculate ganglion，FN（iac）：内耳道部 internal auditory canal segment FN（l）：迷路部 labyrinthine segment，FN（m）：錐体あるいは垂直部 mastoid or vertical segment FN（t）：鼓室部 tympanic segment
FR	顔面神経陥凹 facial recess
I	キヌタ骨 incus
	I（bo）：体部 body，I（lc）：長脚 long crus，I（lp）：豆状突起 lenticular process，I（sc）：短脚 short crus
IAC	内耳道 internal auditory canal
IMJ	キヌタ・ツチ関節 incudomalleolar joint
ISJ	キヌタ・アブミ関節 incudostapedial joint
IVN	下前庭神経 inferior vestibular nerve
JF	頸静脈孔 jugular foramen
LSC	外側半規管 lateral semicircular canal
M	ツチ骨 maleus
	M（ha）：柄 handle，M（he）：頭 head，M（ne）：頸 neck
MA	乳突洞 mastoid antrum
MAC	乳突蜂巣 mastoid air cell
Mo	蝸牛軸 modiolus
OW	卵円窓 oval window
PS	プルサック腔 Prussak's space
PSC	後半規管 posterior semicircular canal
PE	錘体隆起 pyramidal eminence
RW	正円窓 round window
S	アブミ骨 stapes
	S（ac）：前脚 anterior crus，S（he）：頭部 head，S（pc）：後脚 posterior crus
Sc	鼓膜被蓋 scutum
SM	アブミ骨筋 stapedius muscle
SSC	上半規管 superior semicircular canal
ST	鼓室洞 sinus tympani
SVN	上前庭神経 superior vestibular nerve
TM	鼓膜 tympanic membrane
TT	鼓室（天）蓋 tegmen tympani
TTM	鼓膜張筋 tensor tympani muscle
V	前庭 vestibule
VA	前庭水管 vestibular aqueduct
VCN	前庭蝸牛神経　vestibulocochlear nerve
VN	前庭神経 vestibular nerve

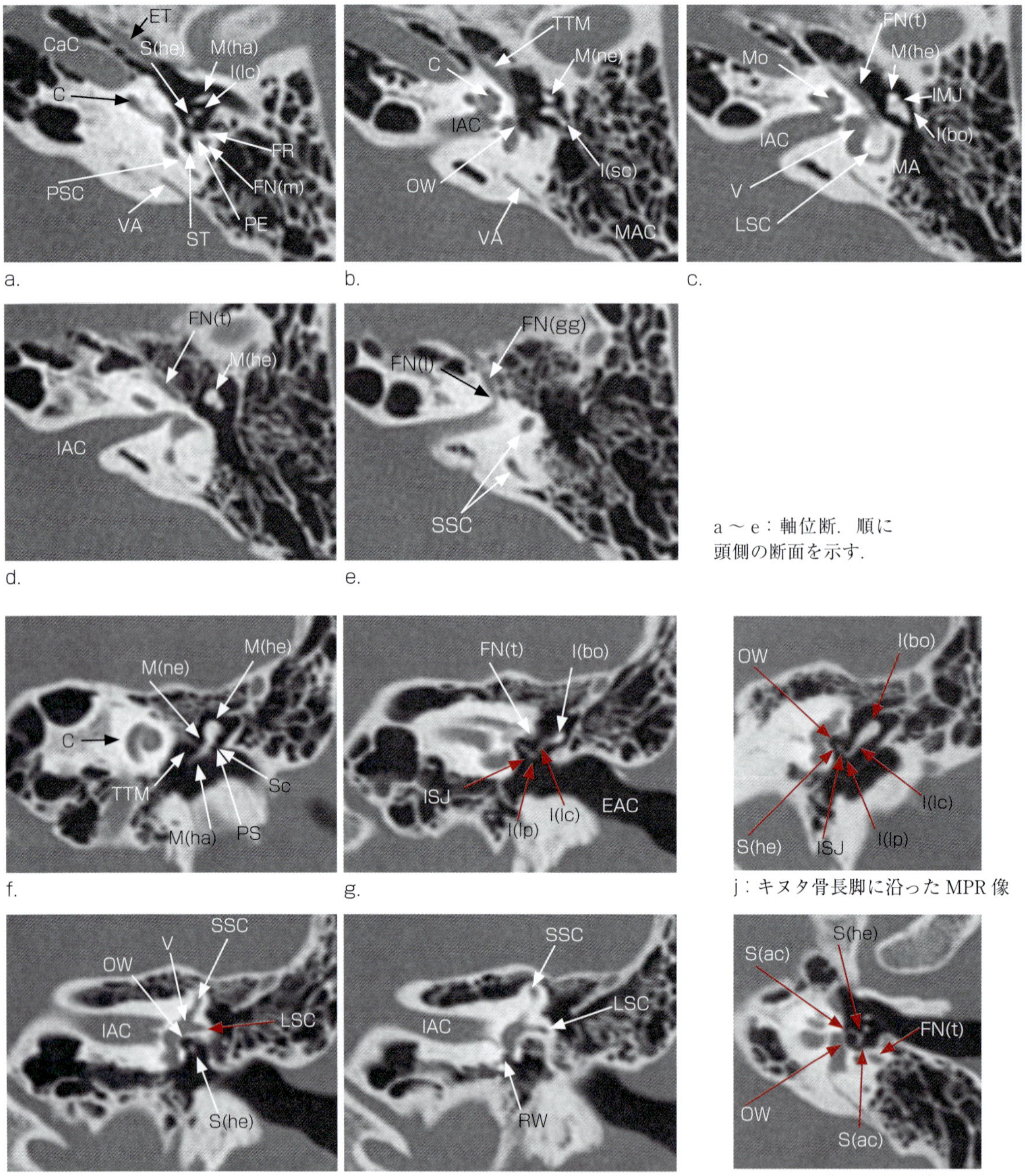

a.

b.

c.

d.

e.

a～e：軸位断．順に頭側の断面を示す．

f.

g.

j：キヌタ骨長脚に沿った MPR 像

h.

i.

k：アブミ骨の頭部・前脚・後脚および卵円窓を含む MPR 像

f～i：冠状断 MPR．順に背側の断面を示す．

図 1 正常 CT

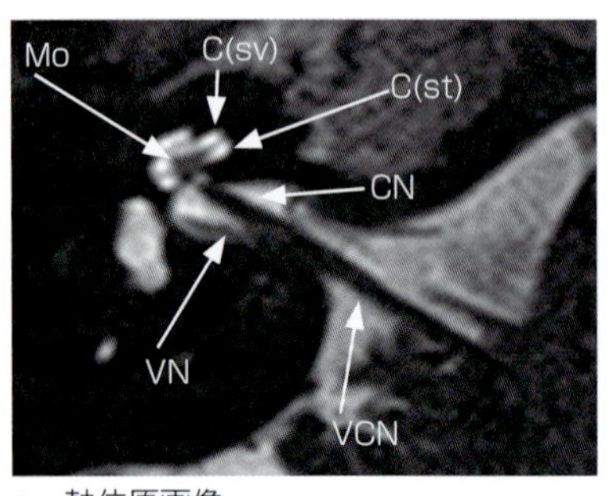

a. 軸位原画像

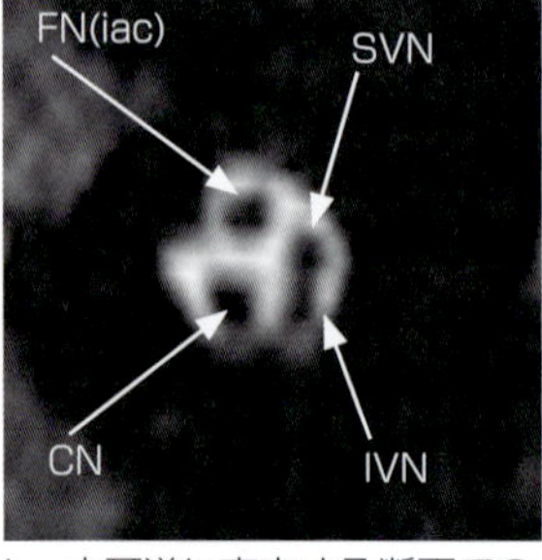

b. 内耳道に直交する断面での MPR 像

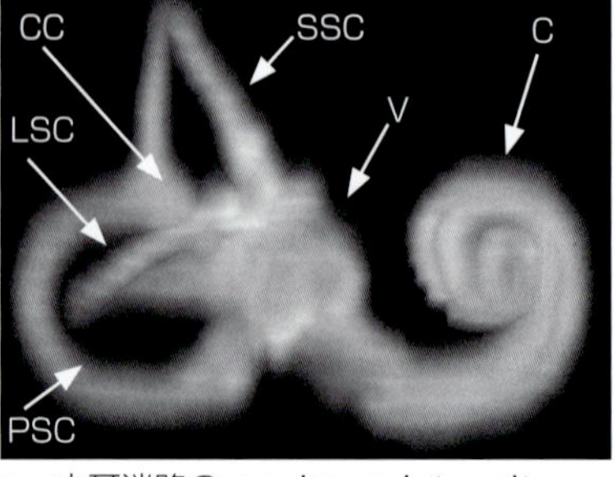

c. 内耳迷路の maximum intensity projection（MIP）像

図 2 正常 高分解能：MR hydrography

内耳道内の各脳神経を明瞭に分離することが可能であり，蝸牛の前庭階と鼓室階も明瞭に描出されている．MIP 像では，内耳迷路の立体的な評価が可能である．

1 画像診断法

1 単純撮影および断層撮影

側頭骨に対する代表的な単純撮影としては，Schüller 法，Stenvers 法および経眼窩法などがあげられるが，得られる情報はかぎられており，被曝のことも考慮してその適応には慎重を要する．

2 CT

耳小骨など微小構造の詳細な評価が必要なため，可能なかぎり薄い実効スライス厚での検査が望まれる（図 1a～e）．MSCT では，多断面再構成（multiplanar reconstruction：MPR）像でも十分な空間分解能が得られ，冠状断撮影を MPR 像で置き換えることが可能である（図 1f～i）．また，いくつかの MPR 像を追加することによって，耳小骨などのより詳細な評価が可能となる[1]（図 1j, k）．

撮像面は，水晶体被曝を極力低減するように設定する．側頭骨構造の観察には OM line がすぐれているとの報告もあるが，この撮像面では水晶体被曝を避けることが困難である．MSCT では，OM line を基準にした MPR 像で評価することも可能である．

3 MRI

MRI は組織コントラストにすぐれており，CT で認められる軟部組織の性状評価などに有用である．3D 高分解能 heavily T2 強調像（MR hydrography）は内耳迷路や前庭蝸牛神経の評価にすぐれている（図 2）．側頭骨領域では磁化率アーチファクトの影響を受けやすいため，撮像法の設定には注意を要する．

病態によって異なるが，T1 および T2 強調像，MR hydrography を基本的なプロトコールとし，

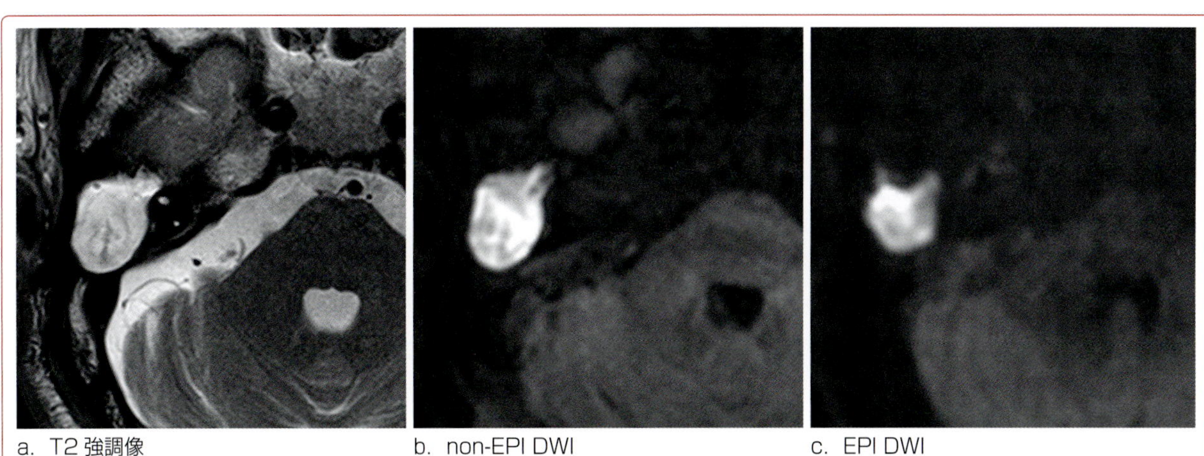

a. T2 強調像　b. non-EPI DWI　c. EPI DWI

図 3　真珠腫例における DWI

乳突洞を中心として，T2 強調像での高信号病変が認められる．DWI ではいずれも著明な高信号を呈するが，EPI DWI では磁化率アーチファクトによる歪みが認められる．

造影検査，MR angiography（MRA），拡散強調像（diffusion weighted imaging : DWI）などを必要に応じて追加する．可能なかぎり高分解能の撮像が必要である．高分解能 T1 強調像として，3D グラディエントエコー（gradient echo : GRE） 法が用いられてきたが，高磁場装置では磁化率アーチファクトが問題となるため，3D 高速スピンエコー（fast spin echo : FSE）が主流になるものと思われる．

高分解能 MR hydrography にはさまざまな撮像法が用いられ，true SSFP（steady state free precession）などの GRE 系と FSE 系に大別される．撮像法によって軟部組織コントラストや血管内信号が異なり，磁化率アーチファクトの影響は FSE 系で少ない．

側頭骨領域でも，真珠腫の診断などにおいて DWI の有用性が知られている．EPI（echo planar imaging）を用いた DWI は磁化率アーチファクトの影響を強く受けるため，single shot FSE などの non-EPI の撮像法が適している[2]（図 3）．

2 キーとなる画像解剖（☞図 1，2）

1 鼓 室

鼓室は，外耳道を基準として，上，中，下鼓室に分けられる．鼓膜弛緩部，ツチ骨短突起，ツチ骨頸部，外側ツチ骨靱帯に囲まれた領域はプルサック（Prussak）腔と呼ばれ，その外側の鼓膜付着部にみられる骨性の棘状突出は鼓膜被蓋（scutum）と呼ばれる．上鼓室は鼓室天蓋によって中頭蓋窩と境界され，乳突洞口を介して乳突洞に連続している．中鼓室の後部（後鼓室）には，鼓室洞，錐体隆起，顔面神経陥凹という凹凸があり，錐体隆起にはアブミ骨筋と腱が含まれる．

2 耳小骨，筋肉，靱帯

ツチ骨頭部は上鼓室でキヌタ骨体部とキヌタ・ツチ関節を作り，CT 軸位断で “ice cream cone” として認められる．キヌタ骨短脚は背外側に走行し，キヌタ骨窩に存在する．キヌタ骨長脚はツチ骨柄の背側を下行し，豆状突起がアブミ骨頭とキヌタ・アブミ関節を形成する．CT 軸位断では，ツチ骨柄の背側に平行に走行するキヌタ骨長脚から豆状突起がみられる（parallel line）．キヌタ骨長脚に沿った MPR 像では，キヌタ骨長脚からアブミ骨が L 字を形成する．アブミ骨は頭部，前・後脚，および底板より構成されており，底板が卵円窓に付着している．

鼓膜張筋は耳管骨部の上方より後方へ走行し，匙状突起で 90° 方向を変え，ツチ骨柄に付着する．アブミ骨筋は錘体隆起内にあり，その腱が錘体隆起尖端からアブミ骨頭後面に付着している．耳小骨を支持する靱帯としては，上・前・外側ツチ骨靱帯，上・後キヌタ骨靱帯がある．

3 卵円窓，正円窓

卵円窓は顔面神経鼓室部の直下にあり，アブミ骨底板が付着している．正常のアブミ骨底板は非常に薄く，CT では線状構造として認められる．卵円窓腹側には，耳嚢の内軟骨層のなごりである前庭窓前小裂（fissula ante fenestram） が存在し，小児期には透亮像が認められる．正円窓は岬角の背側下部に認められ，冠状断での評価が有用である．

4 顔面神経

顔面神経は内耳道の腹側上部に位置し，側頭骨内ではまず腹側外側に走行する（迷路部）．膝神経節（膝部）に達した後に方向を変え，鼓室内側壁の顔面神経管内を背外側へ走行し（鼓室部），鼓室洞の外側で下方へ向きを変える（第 2 膝部）．その後，後鼓室の顔面神経陥凹の背側を下方へ走行し（乳突部あるいは垂直部），茎乳突孔を通り側頭骨から出る．膝神経節からは大錐体神経が腹側へ分枝し，乳突部からはアブミ骨筋神経および鼓索神経が分枝する．

5 内耳迷路

骨迷路内には，内リンパを含む膜迷路があり，その周囲を外リンパが囲んでいる．通常の検査では内リンパと外リンパを分離することは困難であるが，鼓室内や静脈内造影剤投与による両者の分離が試みられ，Ménière disease（メニエール病）などにおける有用性が報告されている[3]．

蝸牛は約 2 回転半しており，その基底回転は正円窓に開口している．蝸牛の中心には蝸牛軸と呼ばれる骨性中心軸が存在し，蝸牛神経が走行している．前庭は，卵円窓によって中耳腔と隔てられ，腹側では蝸牛基底回転と，背側上部では半規管と連続している．三半規管はお互いに直交する上・後および外側半規管よりなり，上半規管の後端と後半規管の上端は総脚を形成する．

6

6 内耳道，前庭蝸牛神経

内耳道内は脳脊髄液で満たされ，正常内耳道の径は 2 ～ 8 mm（平均 4 mm）である．MR hydrography では，顔面神経（腹側上部），蝸牛神経（腹側下部），上および下前庭神経（背側）を明瞭に分離することが可能である（☞図 2）．

7 前庭水管，蝸牛水管

前庭水管は内リンパ管および嚢を含み，“Christmas tree”と表現される複雑な形状を示すが，中央部での径は 1.5mm 以下とされている．正常な内リンパ管・嚢は外リンパに囲まれておらず，含まれる内リンパ液も少量であることから，MR hydrography を含む T2 強調像での描出は困難である．

蝸牛水管は外リンパ管を内包し，蝸牛の基底回転から頸静脈孔の外縁に至る．

8 その他

耳管は鼓室と上咽頭を結ぶ全長約 3.5 cm の管構造で，上咽頭の Rosenmüller（ローゼンミューラー）

窩の外側に開口する．後部 1/3 が骨性で，その内側を鼓膜張筋が走行する．

錐体尖部は通常骨髄であるが，30 ～ 35％で含気蜂巣が認められ，約 5％でその含気化に左右非対称が認められる．錐体尖部の蜂巣に限局した液体貯留を認めることがあり，真珠腫などとの鑑別が問題となることがある（“leave me alone” lesion）．

頸静脈孔にはしばしば左右差が認められ，右側が大きい場合が多い．また，高位頸静脈球，頸静脈球憩室および裂開などのさまざまな変異がみられ，拍動性耳鳴の原因となることがある．

3 代表的疾患の画像所見

1 先天奇形 congenital anomaly

❶ 外耳および中耳

外耳奇形としては，耳介の形成異常（小耳症）や外耳道狭窄・閉塞があげられ，外耳道狭窄・閉塞は骨性と膜性に分類される．外耳奇形にはしばしば耳小骨奇形を合併し，ツチ骨，キヌタ骨の変形・癒合が最も多い（図 4）．外耳奇形を伴わない耳小骨奇形としては，キヌタ骨長脚の欠損や変形，後方偏位などに伴うキヌタ・アブミ関節離断が最も多く（図 5），次いでツチ・キヌタ骨の癒合，上鼓室壁への固着，アブミ骨固着などが認められる．

❷ 内耳

蝸牛前庭の奇形は，胎生期のどの段階で発達が障害されたかによって，以下のごとく分類されている[4]．これらは骨迷路の異常であるため CT による診断が可能であるが，蝸牛内の鼓室階および前庭階の状況や前庭蝸牛神経の評価には MRI が必要である．

(1) Michel deformity（第 3 週）．迷路の完全欠損．
(2) cochlear aplasia（第 3 週後期）．蝸牛の欠損で，前庭や半規管は正常か低形成（図 6）．
(3) common cavity（第 4 週）．蝸牛と前庭が単一の腔を形成．
(4) incomplete partition type I : cystic cochleovestibular malformation（第 5 週）．蝸牛軸が欠損し嚢胞様の蝸牛と前庭が分離してみられる．
(5) cochleovestibular hypoplasia（第 6 週）．蝸牛および前庭が低形成．
(6) incomplete partition type II : Mondini malformation（第 7 週）．蝸牛が 1.5 回転で，上部構造が嚢胞様を示す（図 7）．

画像診断される内耳奇形でもっと頻度が高いのは，内リンパ管・嚢拡張症（large endolymphatic duct and sac syndrome）である．聴力障害が動揺性を示すことや，外傷などを契機として急速に悪化することがある．CT では，前庭水管の拡張として認められるが，内リンパ嚢の拡張が主体の場合には前庭水管の拡張が目立たない場合がある．内リンパ嚢の評価には MRI が有用である．内部の信号は，蛋白濃度などによって異なる（図 8）．

三半規管の奇形は，蝸牛前庭の奇形に伴う場合と単独でみられる場合がある．最も頻度が高いのは，外側半規管の形成が不良で前庭と単一の構造として認められる lateral semicircular canal-vestibule dysplasia であり，偶然認められることも多い．CHARGE 症候群や Waardenburg 症候

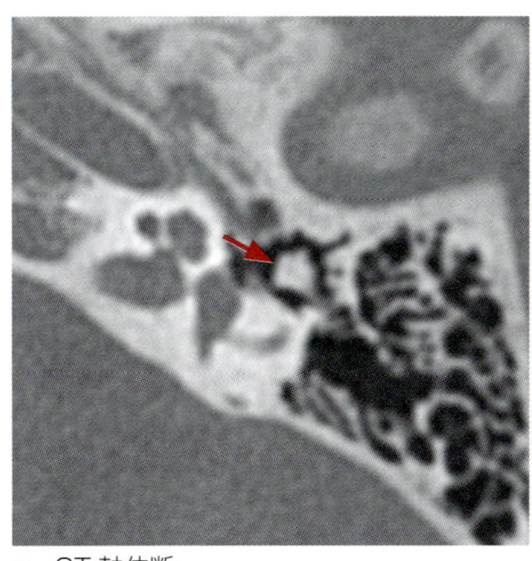

a．CT 軸位断

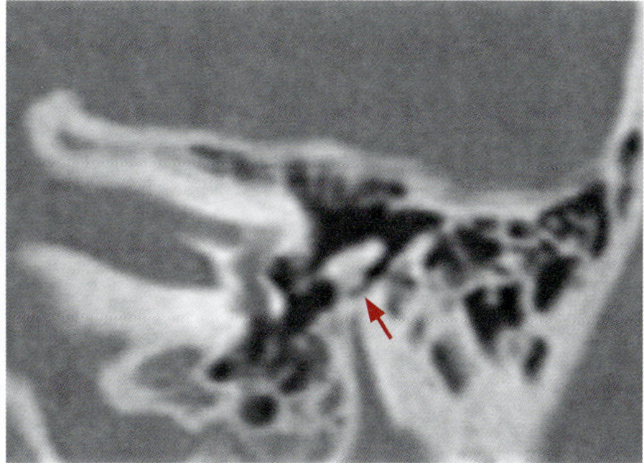

b．CT 冠状断 MPR 像

図 4　外耳道閉鎖に伴う耳小骨奇形

変形したツチ骨およびキヌタ骨が一塊としてみられ，一部で鼓室壁と連続している（矢印）．

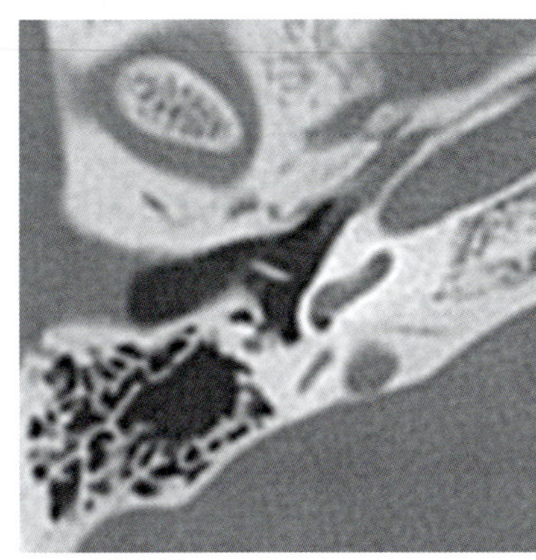

a．CT 軸位断

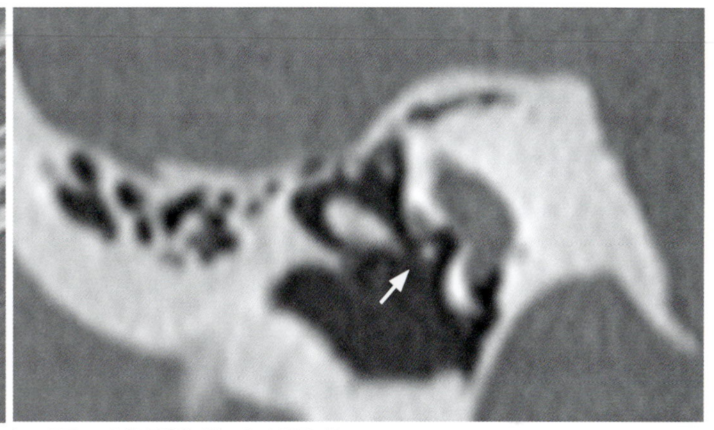

b．CT ツチ骨長脚に沿った MPR 像

図 5　外耳奇形を伴わない耳小骨奇形

軸位断（a）では，ツチ骨柄の背側に耳小骨構造がみられない（“parallel line” の消失）．ツチ骨長脚の欠損は，MPR 像（b）で明瞭である（矢印）．

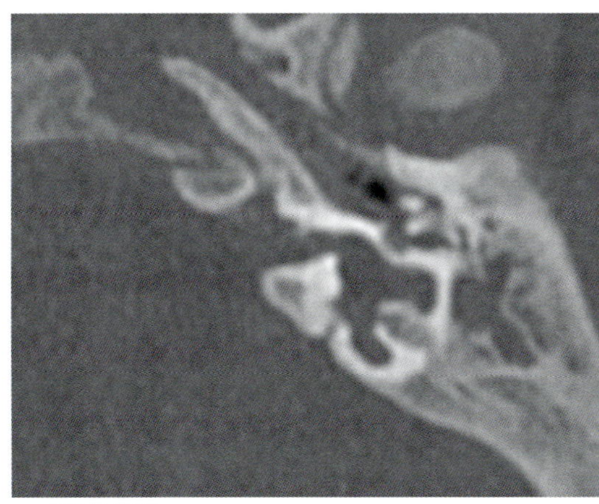

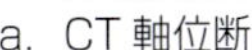

a．CT 軸位断

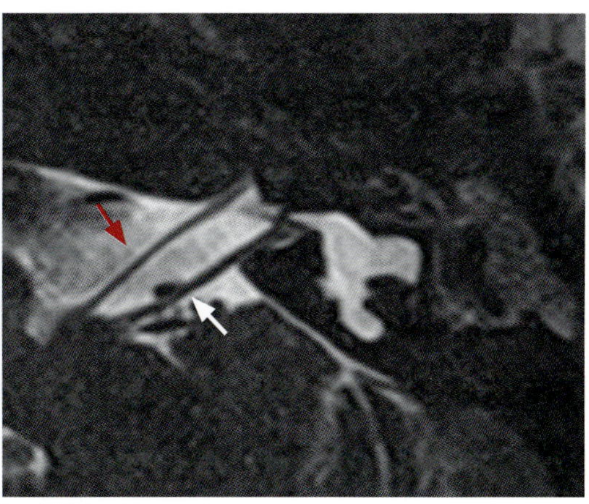

b．MR hydrography

図 6　cochlear aplasia

蝸牛の形成が認められない．内耳道は広く，顔面神経（赤矢印）は通常と比べて腹側で錐体骨内に入る．前庭蝸牛神経（白矢印）は認められるが，蝸牛神経を同定できない．

6

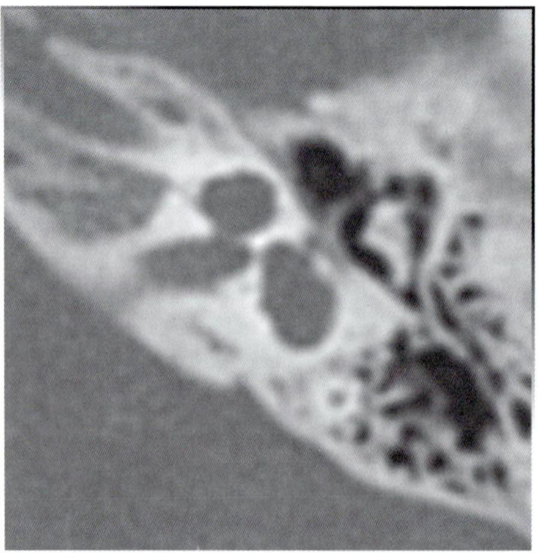

図7 Mondini malformation

CT 軸位断．蝸牛の第2回転と頂回転が分離できない．
拡張した前庭と外側半規管の分離が困難である．

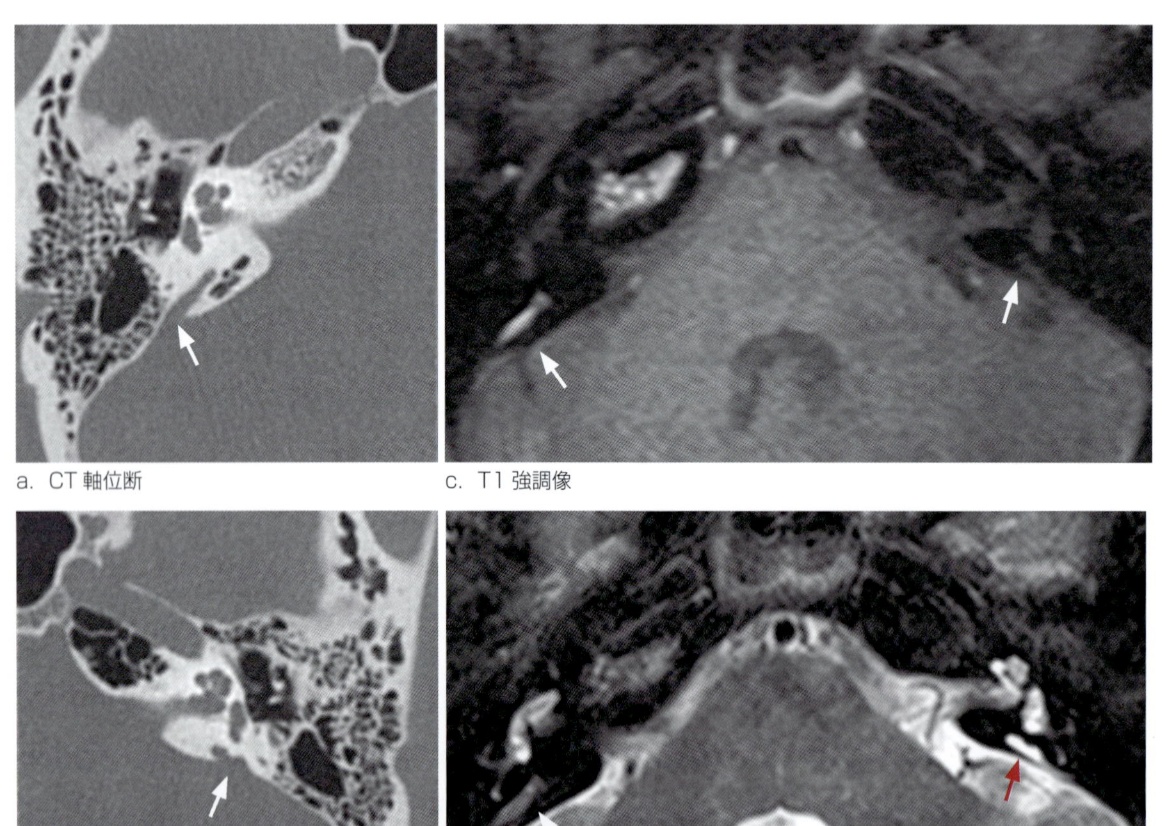

図8 内リンパ管・嚢拡張症

CT では，両側前庭水管の拡張が認められる．拡張した内リンパ管・嚢は，右側では T1 強調像で高信号，T2 強調像で脳実質とほぼ等信号を示すのに対し，左側では脳脊髄液に近い信号強度を示す．

群などでは，半規管の奇形を伴うことが知られている．

❸ 内耳道，前庭蝸牛神経形成不全

内耳道の径が 2 mm 未満の場合に狭窄とされる．内耳道の形成には前庭蝸牛神経や顔面神経の発達が関与しているとされ，前庭蝸牛神経低形成に内耳道狭窄を伴うことも多い．稀な内耳道異常として重複内耳道が知られている[5]．

前庭蝸牛神経の形成異常は，内耳奇形を伴う場合と伴わない場合がある．蝸牛神経の形成がみられるか否かは人工内耳適応を考慮するうえでも重要であり，高分解能 MR hydrography が有用である（図 9）．蝸牛神経形成不全の指標となる CT 所見として，蝸牛神経管の狭窄があげられる[6]．この所見の特異度は高いが，感度はさほど高くない．

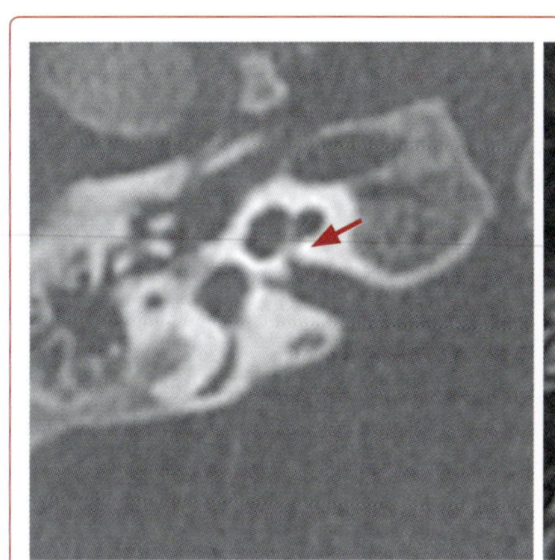

a．CT 軸位断

b．MR hydrography

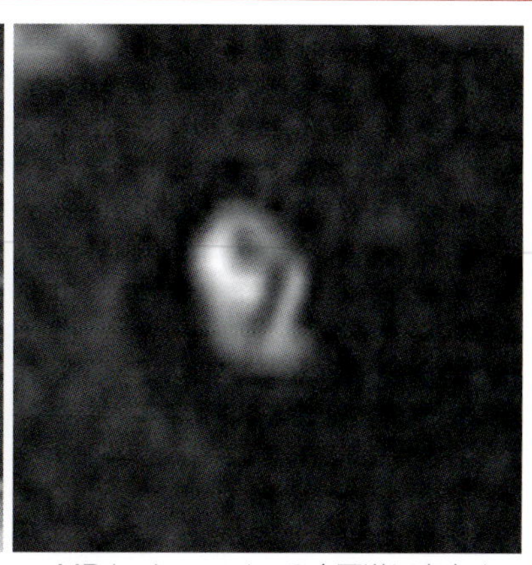

c．MR hydrography の内耳道に直交する MPR 像

図 9　蝸牛神経形成不全

CT では，蝸牛神経管の狭窄が認められる（矢印）．MR hydrography では，蝸牛神経を同定できない（☞図 5）．

2　中耳炎 otitis media

中耳炎や中耳真珠腫での画像診断では，鼓室，乳突洞，乳突蜂巣の異常軟部組織の広がりと性状，耳小骨，鼓室壁および錐体骨の脱灰や破壊の有無，内耳や頭蓋内合併症の有無などを評価する必要がある．成人の滲出性中耳炎では上咽頭や鼓室内の腫瘍性病変が原因となっている場合がある．

急性中耳炎の合併症としては，coalescent otomastoiditis（乳突蜂巣の骨融解を伴った蓄膿，図 10），Bezold 膿瘍（乳様突起周囲の膿瘍形成），Gradenigo 症候群（錐体尖端部蜂巣への炎症波及に伴う外転神経麻痺および三叉神経領域の疼痛），迷路炎，頭蓋内合併症（髄膜炎，脳炎，脳膿瘍，静脈洞血栓症）などがあげられる．

慢性中耳炎では，耳小骨の脱灰の有無などが重要である．慢性中耳炎が進行すると軟部組織の硝子化が起こり，耳小骨固着に伴う強い伝音性難聴をきたす．この病態が鼓室硬化症（tympanosclerosis）であり，CT で異常な石灰化が認められる（図 11）．

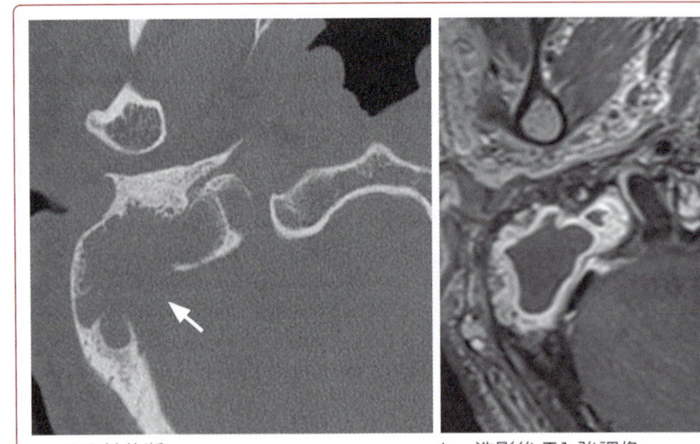

a. CT 軸位断　　b. 造影後 T1 強調像

図 10　coalescent otomastoiditis

CT では，乳突蜂巣の隔壁が不明瞭化し，S 状静脈洞壁の骨欠損が認められる（矢印）．造影 MRI では，軟部組織の辺縁が厚く強く増強され，内部に膿瘍腔と思われる増強効果の乏しい領域が認められる．

図 11　鼓室硬化症

CT 軸位断．上鼓室の耳小骨周囲に石灰化を伴った軟部組織が認められる（矢印）．

3　真珠腫 cholesteatoma

角化重層扁平上皮の落屑（ケラチン）が蓄積した病態であり，先天性真珠腫と，鼓膜陥凹に伴う pocket formation によって生じる後天性真珠腫に分類される．後天性が約 98% を占め，Prussak 腔に初発する弛緩部（上鼓室）型と後鼓室に初発する緊張部（癒着）型に分類される．

❶ 画像所見

画像診断法としては CT が中心的役割を果たす．真珠腫は鼓室から乳突洞の異常軟部組織として認められるが，早期にはその局在を除いて非特異的である．増大に伴い鼓室壁や耳小骨などの変化をきたし，弛緩部型では，Prussak 腔の拡大，scutum の脱灰 / 鈍化などが特徴的である（図 12）．乳突洞内への後方進展を伴う場合には乳突洞口の拡大が認められる．耳小骨の脱灰・破壊が高率にみられ，

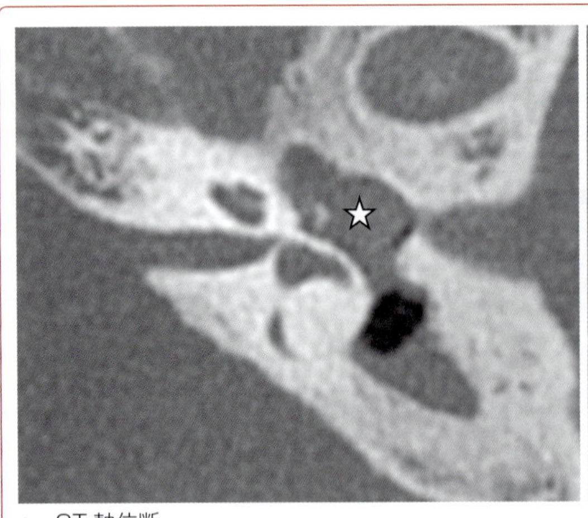

a. CT 軸位断

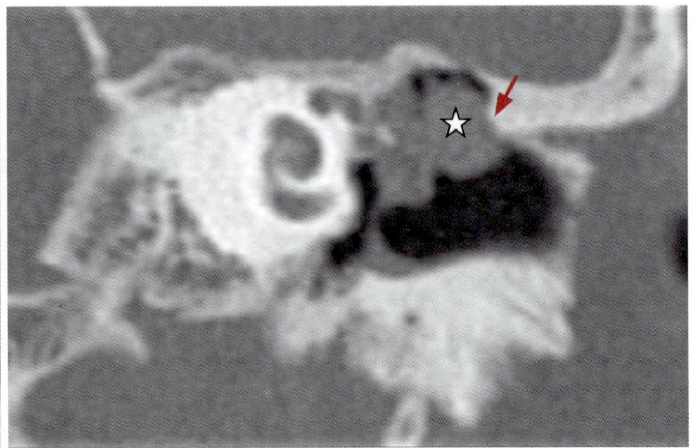

b. CT 冠状断 MPR 像

図 12　弛緩部型真珠腫

拡大した Prussak 腔を中心とした上鼓室に腫瘤様の軟部組織がみられる（☆）．冠状断では，scutum の鈍化が明瞭である（矢印）．ツチおよびキヌタ骨上部構造（“ice cream cone”）が不明瞭化している．

弛緩部型ではツチおよびキヌタ骨の上部構造が（図 12），緊張部型ではキヌタ骨長脚や豆状突起がまず障害されることが多い（図 13）．先天性真珠腫は，鼓室―乳突洞，錐体骨尖端部，顔面神経膝神経節，小脳橋角部などに好発し，中耳炎を伴わないことが多い（図 14）．

肉芽組織やコレステリン肉芽腫など他病態との鑑別・分離には MRI が有用で（図 15），術後再発・遺残の診断における有用性が高い．T1 および T2 強調像での信号強度は非特異的なことが多い．造影検査では辺縁を除いて増強効果を示さず，増強効果を示す肉芽・瘢痕組織や他の腫瘍性疾患との鑑別・分離に有用である[7]．また，真珠腫は DWI で高信号を示すことが多く，その有用性が多数報告されている[2]（図 3，15）．

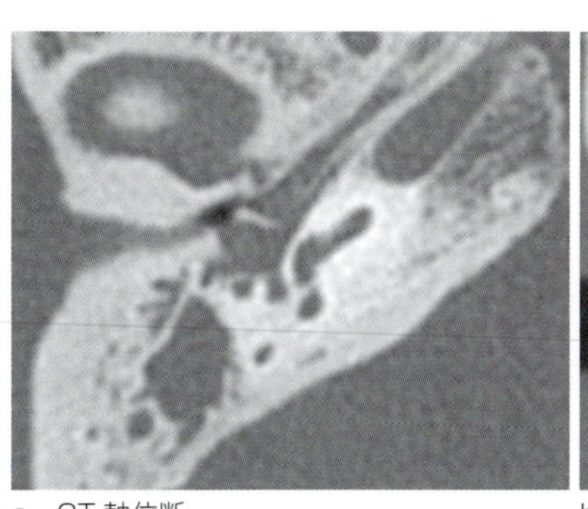

a. CT 軸位断

b. CT 冠状断 MPR 像

図 13　緊張部型真珠腫

鼓膜は内陥・癒着し，鼓室内に非特異的軟部組織が認められる．キヌタ骨長脚の脱灰がみられ，軸位断では "parallel line" が消失している．

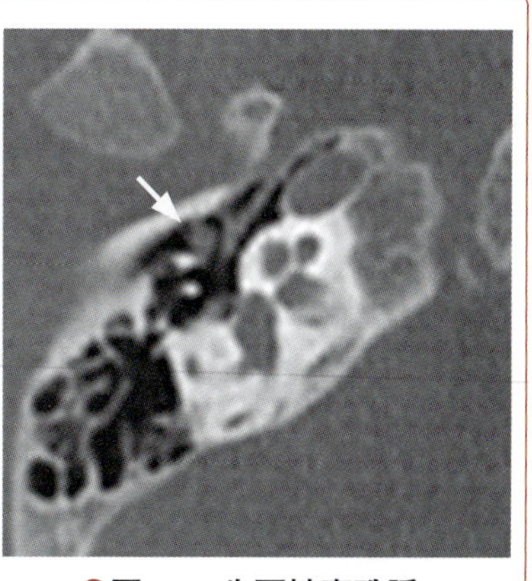

図 14　先天性真珠腫

CT 軸位断．ツチ骨柄の腹側に，類球形の腫瘤性軟部組織が認められる（矢印）．

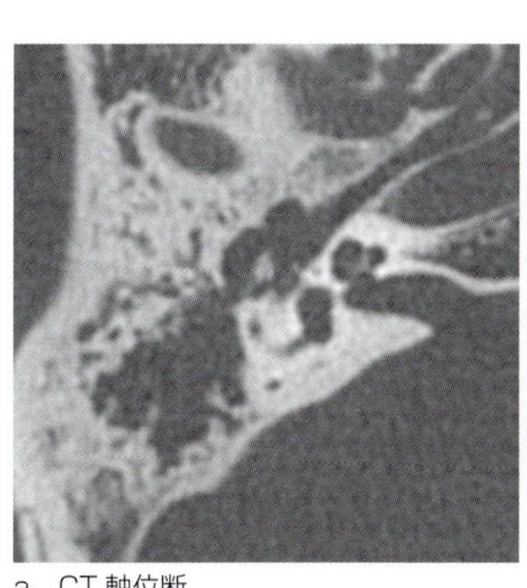

a. CT 軸位断

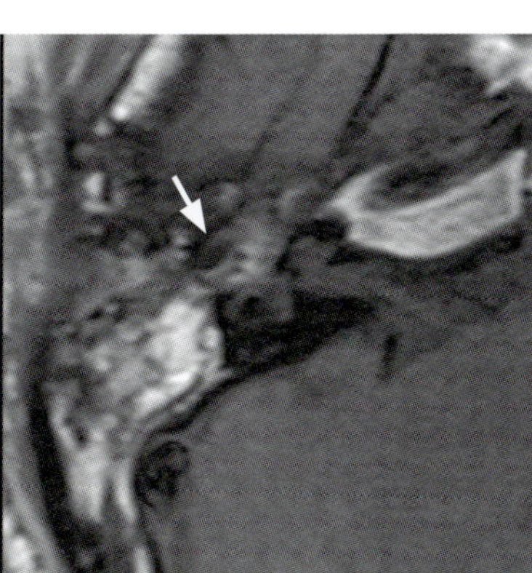

b. T1 強調像

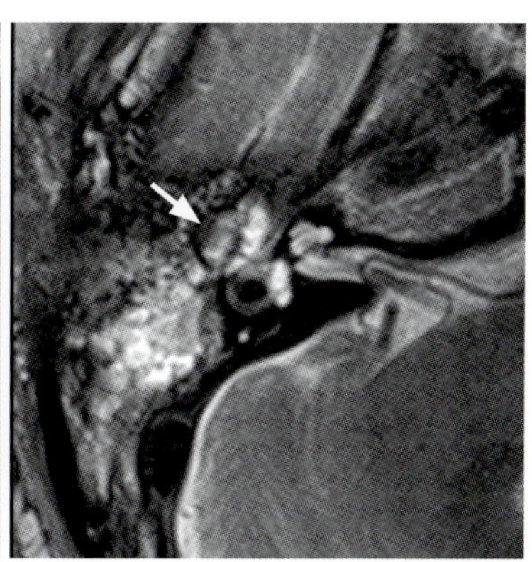

c. T2 強調像

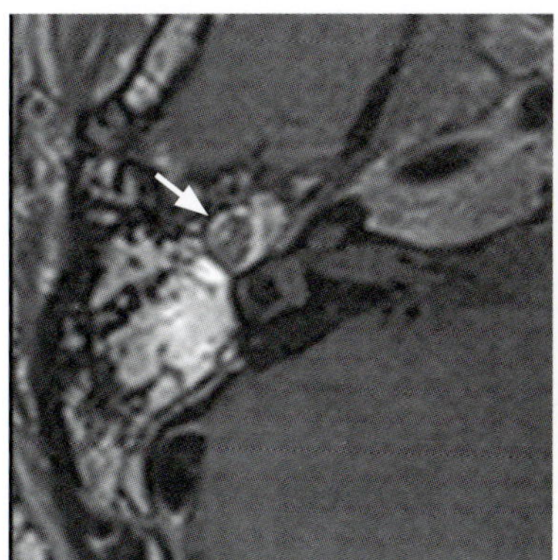

d. 造影後 T1 強調像

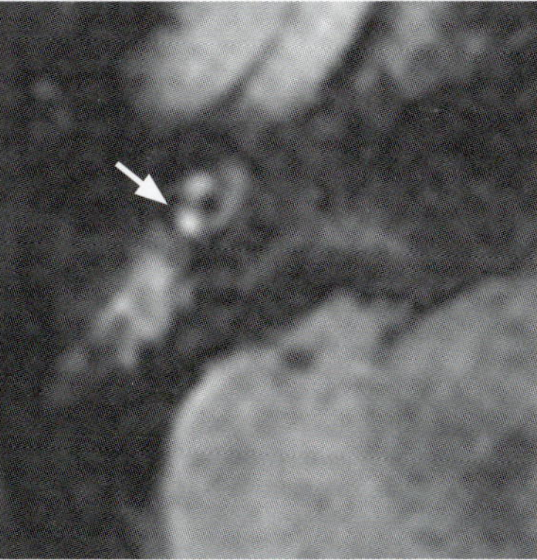

e. DWI

図 15　弛緩部型真珠腫に伴ったコレステリン肉芽腫

CT では，上鼓室から乳突洞を占拠する軟部組織がみられる．Prussak 腔の真珠腫（矢印）は造影検査での増強効果に乏しく，DWI での高信号を示す．乳突洞の軟部組織は T1 および T2 強調像で高信号を示し，コレステリン肉芽腫であった．

❷ 鑑別診断

真珠腫と鑑別を要する軟部組織としては，肉芽・瘢痕組織，コレステリン肉芽腫，液体貯留，腫瘍性病変などがあげられ，その診断にはDWIを含めたMRIが有用である．コレステリン肉芽腫は，内部に血液成分を有するため，T1およびT2強調像で高信号を示すという特徴がある（図15）．肉芽組織や腫瘍性病変との鑑別には造影検査も有用であるが，肉芽組織の良好な造影増強効果を得るには造影剤投与30～45分後の遅延像が必要とされている．

❸ 合併症

a. **迷路瘻孔**：真珠腫に伴うことが多く，外側半規管に最も高頻度で（図16），次いで上半規管に多い．稀ではあるが，蝸牛瘻孔を形成することもある．

b. **迷路炎**：迷路部瘻孔による場合と卵円窓や正円窓などを介して炎症が波及する場合がある．迷路炎の診断にはMRIが有用で，急性・亜急性期には迷路の異常な増強効果が認められる．慢性期には線維化をきたし，MR hydrographyでの描出不良としてとらえられる．石灰化や骨化を伴う場合には骨化性迷路炎（labyrinthitis ossificans）と呼ばれ，CTでの高吸収が認められる（図17）．

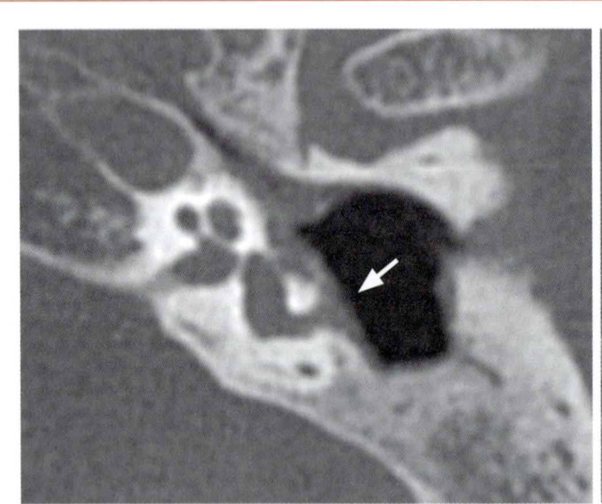

a．CT軸位断

b．CT冠状断MPR像

図16 真珠腫に伴う外側半規管瘻孔

外側半規管腹側の鼓室壁に欠損がみられる（矢印）．

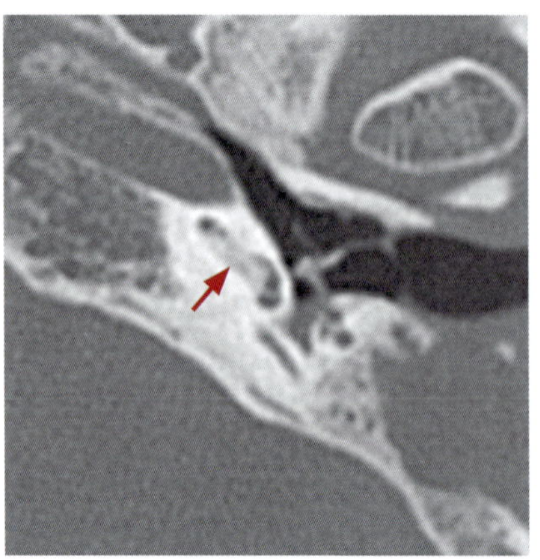

図17 labyrinthitis ossificans（真珠腫術後例）

CT軸位断．蝸牛基底回転の吸収値上昇が認められる（矢印）

c. **顔面神経麻痺**：鼓室部が障害されることが多く，顔面神経管の破壊が認められる．MRI では顔面神経の異常な増強効果が認められる．

d. **頭蓋内合併症**：髄膜炎，脳炎，脳膿瘍や静脈洞血栓症があげられる．これらの評価には MRI が有用であり，静脈洞血栓症が疑われる場合には MR venography が必要である．

4　腫瘍性病変

❶ 聴神経鞘腫 acoustic schwannoma（前庭神経鞘腫 vestibular schwannoma）

聴神経鞘腫の大部分は前庭神経から生じるが，蝸牛神経由来も稀に報告されている．その診断には造影 MRI が gold standard とされてきたが，高分解能 MR hydrography も非常に高い検出能を示す[8)]（図 18）．腫瘍が小さいうちは非特異的信号強度を示すが，大きな病変では嚢胞変性や出血を伴うことも多い（図 19）．小脳橋角部腫瘍として，髄膜腫が鑑別にあがる．硬膜面に広範に接する形状，比較的均一な内部性状，周囲硬膜の増強効果（“dural tail sign”）などが鑑別点となる．

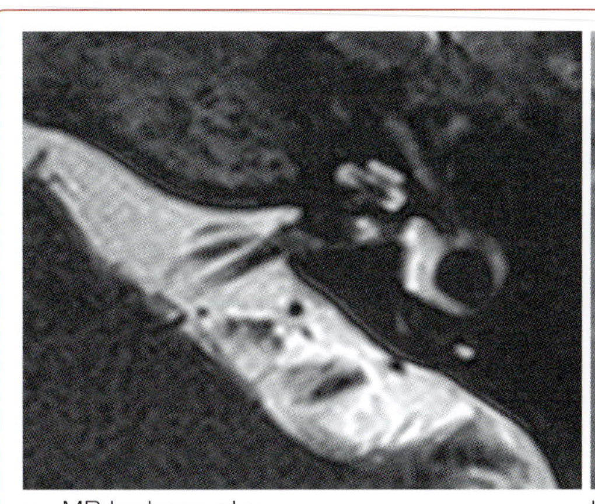

a. MR hydrography　　b. 造影後 T1 強調像

図 18　聴神経鞘腫

病変は，MR hydrography にて，前庭蝸牛神経に連続する内耳道内の腫瘤性病変として認められ，造影検査で増強効果を示す．増強効果は蝸牛神経管に及んでいる（矢印）．

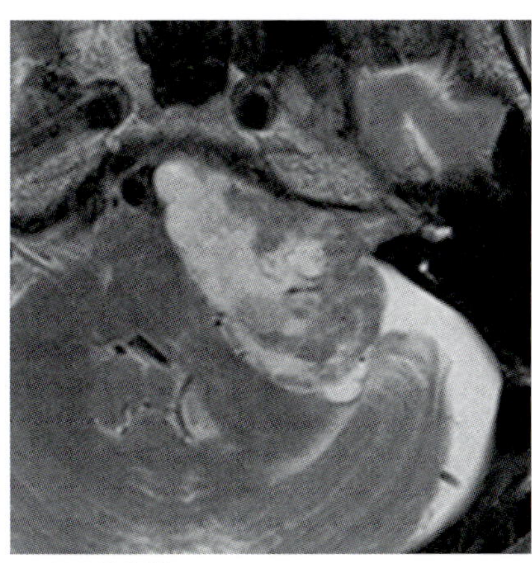

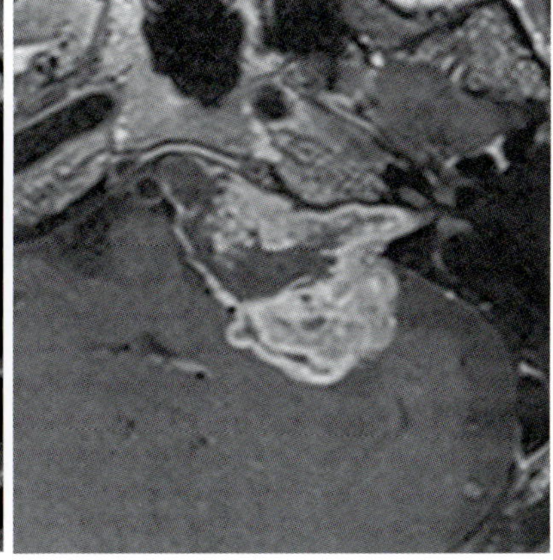

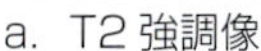

a. T2 強調像　　b. 造影後 T1 強調像

図 19　聴神経鞘腫

拡大した左内耳道から小脳橋角部に大きな腫瘤性病変が認められる．T2 強調像では内部不均一な等～高信号を示し，造影検査で不均一な増強効果が認められる．

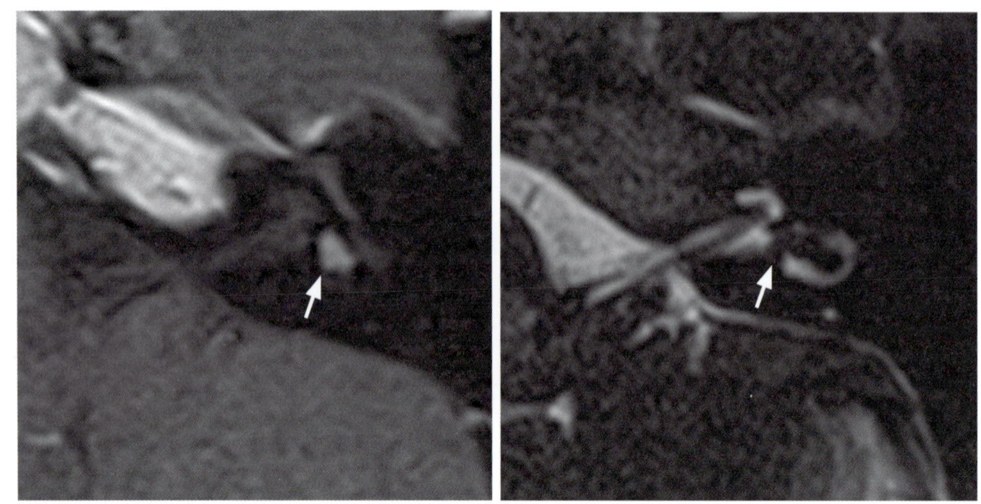

a. 造影後 T1 強調像　b. MR hydrography

図 20　迷路内神経鞘腫（矢印）

前庭に造影増強効果を有する小腫瘤性病変が認められる．MR hydrography では欠損像として認められる．

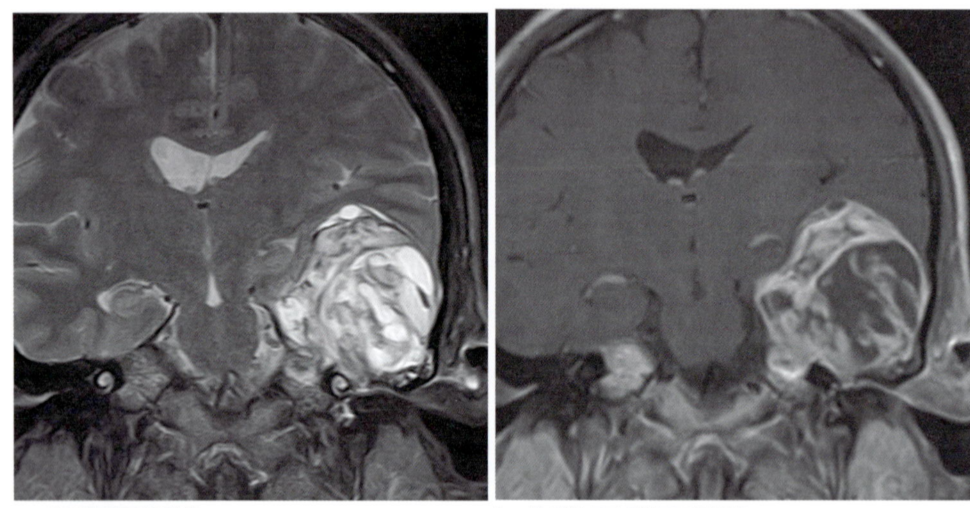

a. T2 強調冠状断像　b. 造影後 T1 強調冠状断像

図 21　顔面神経鞘腫

滲出性中耳炎を契機として発見された例で，左中頭蓋窩に大きな腫瘤性病変が認められる．T2 強調像では内部不均一な強い高信号を示し，造影検査で強く不均一に増強される．

❷ 迷路内神経鞘腫（intralabyrinthine schwannoma）

蝸牛，前庭，半規管内に限局し，内耳道内への進展がない神経鞘腫で，蝸牛および前庭の発生頻度はほぼ同等である．高分解能の造影 MRI では迷路内の限局性の増強効果がみられ，MR hydrography では欠損像として認められる[9]（図 20）．

❸ 顔面神経鞘腫（facial nerve schwannoma）

顔面神経のどの部位にも発生しうる．内耳道内の病変では聴神経鞘腫と類似の画像所見を呈し，迷路部への進展が認められない場合には鑑別が困難である．顔面神経管内の病変では，神経の走行に沿ったソーセージ状の形態を示すことが多い．膝部や大錐体神経に発生した場合には中頭蓋窩腫瘍として認められることがある（図 21）．

顔面神経由来の良性腫瘍としては，血管腫（facial nerve hemangioma）も知られている[10]．膝神経節部に最も多く，次いで内耳道内に多い．顔面神経鞘腫と比べて小さい段階で顔面神経麻痺などの症状が出現することが多い．術前診断は多くの場合困難である．

❹ グロムス腫瘍 glomus tumor（傍神経節腫 paraganglioma）

化学受容体細胞から発生する非常に血流豊富な腫瘍である．側頭骨領域では，鼓室内の glomus tympanicum tumor と頸静脈孔に発生する glomus jugulare tumor が知られている．前者は蝸牛岬角近傍の比較的限局した腫瘤性病変として認められることが，後者は虫食い状の頸静脈孔壁破壊を伴う辺縁不整な腫瘤性病変として認められることが多い．臨床的には拍動性耳鳴や難聴を主訴とすることが多く，耳鏡で赤色鼓膜が認められる[11]．

❺ 頸静脈孔腫瘍（jugular foramen tumor）

頸静脈孔の腫瘍としては迷走神経などの神経鞘腫が最も多いが，画像診断で由来神経を特定するのは困難なことが多い．頸静脈孔は膨張性の拡大を示すことが多く，辺縁の骨皮質は通常保たれている．MRI などにおける内部性状はほかの神経鞘腫と同様である（図 22）．同部には髄膜腫も生じ，近接する骨の溶骨性変化や hyperostosis を認める場合がある．S 状静脈洞～頸静脈球の評価には，CT angiography，MR venography，MR-DSA，血管造影などが有用である[12]．

❻ その他

側頭骨にはさまざまな原発性および転移性骨腫瘍あるいは腫瘍類似疾患（巨細胞肉芽腫，炎症性偽腫瘍など）が発生する．発生部位に特徴のある腫瘍としては，内リンパ嚢腫瘍があげられ，前庭水管を中心とした局在を示す．血流豊富な腫瘍で，出血性変化を伴うことも多い．

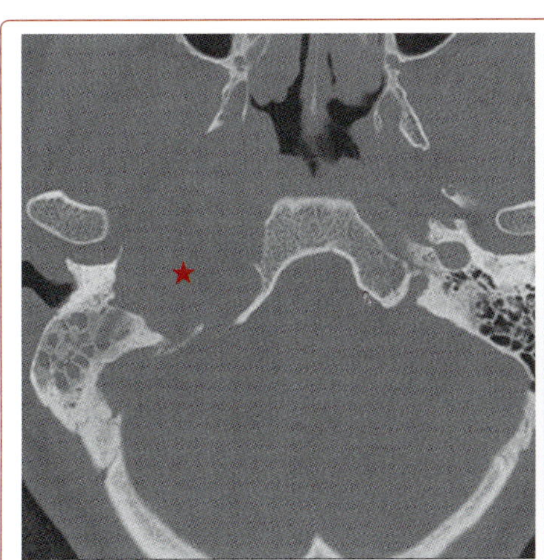

a．CT 軸位断　　b．造影後 T1 強調冠状断像

図 22　頸静脈孔神経鞘腫

CT では右頸静脈孔の著明な拡大がみられる（★）．周囲骨構造には菲薄化がみられるが，破壊性変化は認めない．造影 MRI では頸静脈孔から尾側に不均一に増強される腫瘤が認められる（★）．

5 外 傷

❶ 側頭骨骨折

錐体骨の長軸方向の縦骨折とそれに直交する横骨折に大別されるが，実際には複数の骨折線がみられることも多い．耳小骨の離断は縦骨折に，顔面神経や内耳迷路の障害および外リンパ瘻は横骨折に多い．縦骨折が頸動脈管に及ぶと，内頸動脈の閉塞，解離，偽動脈瘤形成などの原因となる．

❷ 耳小骨離断・脱臼

外傷後伝音性難聴の主因の一つであり，側頭骨骨折に伴うほか，殴打などの強い外力による場合や耳掻きなどによる直接損傷がある．ツチ・キヌタ関節，次いでキヌタ・アブミ関節の離断が多い（図 23）．

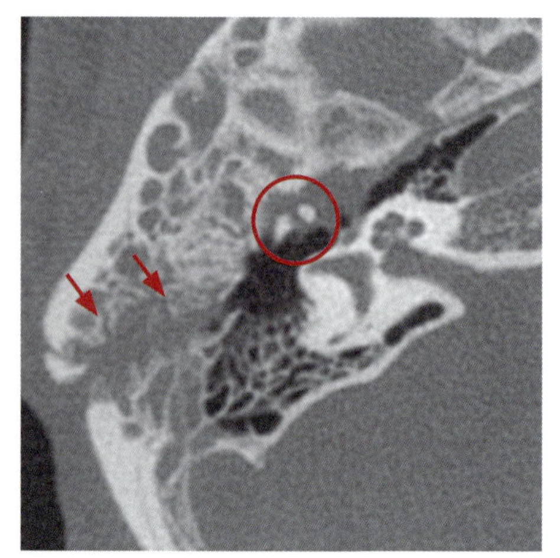

図 23 側頭骨骨折に伴うツチ・キヌタ関節脱臼

CT 軸位断．錐体骨に縦骨折がみられ（矢印），ツチ・キヌタ関節が離断している（丸印）．

6 その他

❶ 耳硬化症（otosclerosis）：耳嚢の緻密骨が血流豊富な海綿状骨に置換される原因不明の疾患で，otospongiosis とも呼ばれる．卵円窓腹側の前庭窓前小裂を初発とし（窓型：fenestral type），進行すると蝸牛などの内耳迷路周囲に及ぶ（蝸牛型：cochlear or retrofenestral type）．窓型ではアブミ骨底板の固着による伝音性難聴をきたし，蝸牛型では混合性難聴を示すことが多い．

CT では，まず卵円窓腹側の緻密骨の吸収値低下としてみられ[13]，アブミ骨全体が描出可能な MPR 像が有用である（図 24）．蝸牛型では蝸牛をはじめとした骨迷路周囲の透亮像が認められる（図

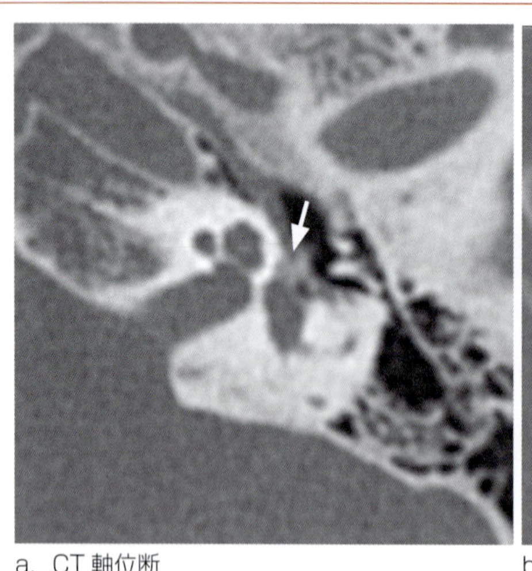

a. CT 軸位断

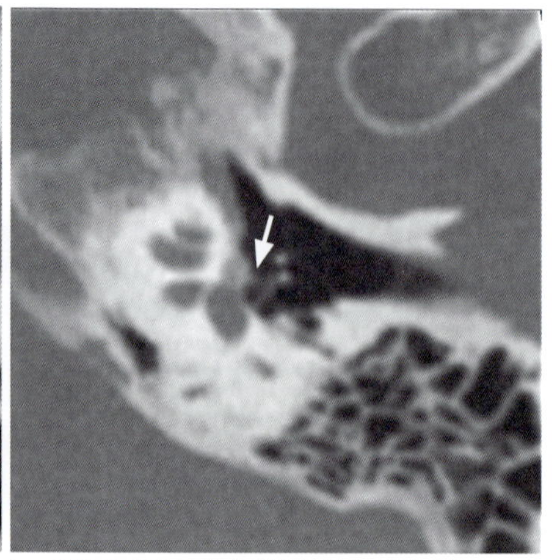

b. CT アブミ骨および卵円窓にあわせた MPR 像

図 24 窓型耳硬化症

卵円窓腹側の緻密骨に吸収値のやや低い骨増生が認められる（矢印）．b の MPR 像では，アブミ骨と病変の関係がより明瞭に評価可能である．

25）．新生海綿状骨は血流豊富であり，造影 MRI で増強効果を認める場合が多い．

❷ **顔面神経麻痺**（facial nerve palsy）：末梢性顔面神経麻痺の原因としては，Bell 麻痺や Rumsey Hunt（Ramsay Hunt）症候群などの炎症性変化によるものに加えて，腫瘍性疾患，真珠腫，外傷などがあげられる．造影 MRI で，麻痺側の顔面神経に強い造影増強効果がみられる．正常でも膝神経節より末梢では増強効果がみられることが多いため，内耳道内から迷路部に増強効果がみられる場合，神経腫大を伴う場合，対側と比べて明らかに強い増強効果を示す場合などに有意な所見と捉える（図 26）．

❸ **内耳出血**（intralabyrinthine hemorrhage）：原因としては，外傷，抗凝固療法，白血病などの血液疾患、腫瘍性病変などがあげられるが，特発性のことが多い．臨床的には，突発性のめまいや難聴を呈する．MRI で内耳迷路の T1 強調像高信号が認められる[14]（図 27）．

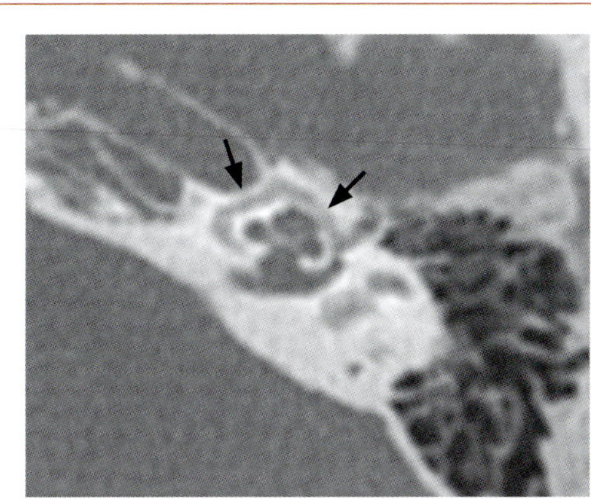

a．CT 軸位断　b．CT 冠状断 MPR 像

図 25　蝸牛型耳硬化症

蝸牛を囲むように透亮像が認められる（黒矢印）．冠状断では，正円窓部の骨増生も認められる（赤矢印）．

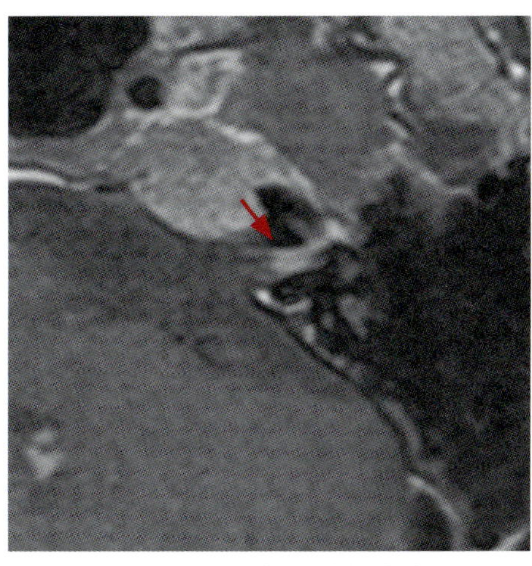

図 26　左顔面神経麻痺

造影後 T1 強調像．内耳道内，迷路部を含めた顔面神経の強い増強効果が認められる（矢印）．

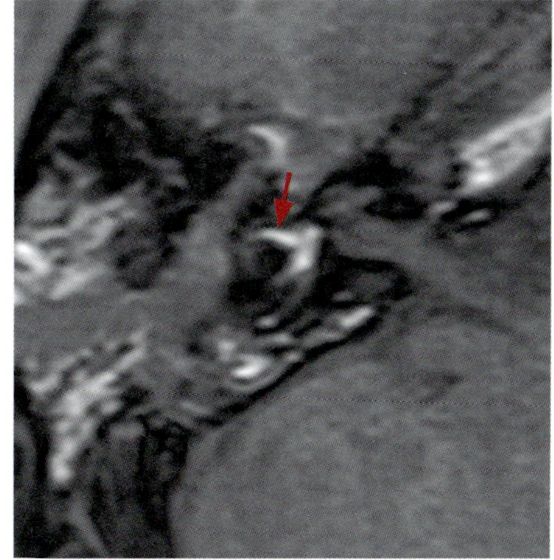

図 27　側頭骨骨折に伴う内耳出血

T1 強調像．前庭や外側半規管に高信号が認められる（矢印）．

文　献

1）Fujii N, et al : Temporal bone anatomy : correlation of multiplanar reconstruction sections and three-dimensional computed tomography images. Jpn J Radiol 28（9）: 637-648, 2010.

2）Lehmann P, et al : 3T MR imaging of postoperative recurrent middle ear cholesteatomas : value of periodically rotated overlapping parallel lines with enhanced reconstruction diffusion-weighted MR imaging. AJNR Am J Neuroradiol 30（2）: 423-427, 2009.

3）Nakashima T, et al : Visualization of endolymphatichydrops in patients with Meniere' s disease. Laryngoscope 117（3）: 415-420, 2007.

4）Sennaroglu L, et al : A new classification for cochleovestibular malformations. Laryngoscope 112（12）: 2230-2241, 2002.

5）Demir OI, et al : Narrow duplicated internal auditory canal : radiological findings and review of the literature. PediatrRadiol 35（12）: 1220-1223, 2005.

6）Fatterpekar GM, et al : Hypoplasia of the bony canal for the cochlear nerve inpatients with congenital sensorineural hearing loss : initial observations. Radiology 215（1）: 243-246, 2000.

7）Ayache D, et al : Usefulness of delayed postcontrast magnetic resonance imaging in the detection of residual cholesteatoma after canal wall-up tympanoplasty. Laryngoscope 115（4）: 607-610, 2005.

8）Stuckey SL, et al : Detection of acoustic schwannoma : use of constructive interference in the steady state three-dimensional MR. AJNR Am J Neuroradiol 17（7）: 1219-1225, 1996.

9）Montague ML, et al : MR findings in intralabyrinthineschwannomas. Clin Radiol 57（5）: 355-358, 2002.

10）Isaacson B, et al : Hemangiomas of the geniculate ganglion. Otol Neurotol 26（4）: 796-802, 2005.

11）Weissman JL, et al : Imaging of tinnitus: a review. Radiology 216（2）: 342-349, 2000.

12）Christie A, et al : A comparative review of multidetector CT angiography and MRI in the diagnosis of jugular foramen lesions. ClinRadiol 65（3）: 213-217, 2010.

13）Vicente Ade O, et al : Computed tomography in the diagnosis of otosclerosis. Otolaryngol Head Neck Surg 134（4）: 685-692, 2006.

14）Dubrulle F, et al : Differential diagnosis and prognosis of T1-weighted post-gadolinium intralabyrinthine hyperintensities. Eur Radiol 20（11）: 2628-2636, 2010.

7 頭頸部の US 診断

頭頸部で超音波検査の対象となる臓器は，頸動脈をはじめとする血管，甲状腺･副甲状腺，唾液腺，リンパ節，そのほかの軟部組織と多岐にわたるが，本章では主に甲状腺・副甲状腺について述べる．

1 甲状腺

1 甲状腺の正常解剖と先天性異常

甲状腺は前頸部に蝶が羽を広げたような形であり，左右の側葉とそれをつなぐ峡部からなる（図1）．甲状腺は胎生期に舌盲孔部の内胚葉成分が前頸部正中を下降して形成される．舌盲孔から峡部にいたる胎生期の甲状舌管の下部が遺残すると錐体葉が形成される．日本人では約 80%に錐体葉が認められ，約 13%で峡部が形成されない．

健常成人で左右の側葉の大きさは幅 2cm，縦の長さ 4cm，厚さ 1cm 位で，第 1 ～ 2 気管軟骨に接する部分で気管に密着する（Berry 靱帯）．峡部の厚みは 2mm 前後である．

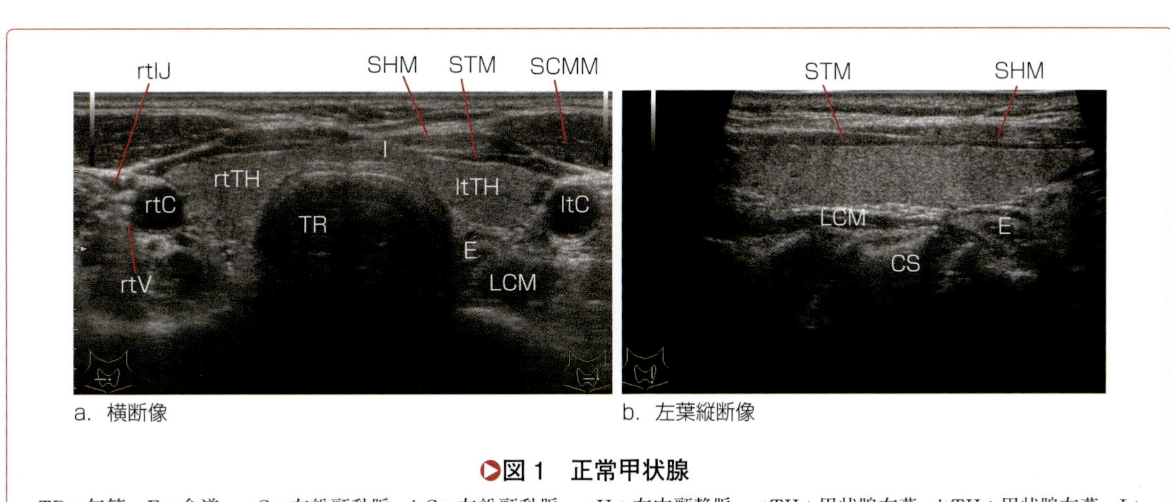

a．横断像　　b．左葉縦断像

図 1　正常甲状腺

TR：気管，E：食道，rtC：右総頸動脈，ltC：左総頸動脈，rtIJ：右内頸静脈，rtTH：甲状腺右葉，ltTH：甲状腺左葉，I：甲状腺峡部，rtV：右迷走神経，CS：頸椎，LCM：頸長筋，STM：胸骨甲状筋，SHM：胸骨舌骨筋，SCMM：胸鎖乳突筋

甲状腺の濾胞細胞からは甲状腺ホルモン（サイロキシン T4，トリヨードサイロニン T3）が分泌され，傍濾胞細胞（C 細胞）からはカルシトニンが分泌される．

先天性甲状腺形成不全あるいは甲状腺に関連した発生異常には，無形成，低形成，異所性甲状腺，片葉欠損，甲状舌管嚢胞（正中頸嚢胞）などがある[1)]．

甲状腺の下降異常で発生経路に一部あるいは全体がとどまった場合，舌・舌骨上・舌骨下や気管内に甲状腺組織が認められる（異所性甲状腺）．舌根部の頻度が最も高い（80 〜 90%）．異所性甲状腺があっても甲状腺機能が正常で無症状の場合もある．先天性甲状腺機能低下症の 15 〜 33%が甲状腺無形成，5%が正常の位置の甲状腺低形成による．甲状腺無形成では，C 細胞の機能は保たれている．甲状腺片葉欠損はほぼ全例で左葉が欠損し，甲状腺機能は正常である．超音波検査で健常小児の 0.2 〜 0.05%に甲状腺片葉欠損が認められるという．

甲状舌管嚢胞は胎生期の甲状舌管の遺残より生じ，舌骨近傍に多い．感染を併発しないかぎりは無痛性で，超音波検査で偶発的に発見されることがある．

下咽頭梨状窩瘻は下咽頭梨状陥凹と甲状腺とを結び，左側にきわめて多い．第 3，第 4 鰓弓由来とされ，急性化膿性甲状腺炎の原因となる．

2 びまん性甲状腺疾患と超音波像

甲状腺疾患には大きく分けてびまん性と結節性のものがある[2-4)]．びまん性疾患にはバセドウ病，橋本病（慢性甲状腺炎），亜急性甲状腺炎，急性化膿性甲状腺炎などがある．

❶ バセドウ病（Basedow's disease）：甲状腺を刺激する自己抗体により甲状腺全体がホルモン産生・分泌過剰をきたす疾患で，さまざまな程度の甲状腺腫大，甲状腺機能亢進症（頻脈，発汗過多，体重減少など）と眼症（眼球突出など）を呈する．血中の甲状腺刺激ホルモン（TSH）受容体抗体が高値を示す．超音波像では甲状腺腫大がみられ，ドプラ法で豊富な血流信号を認める（図 2）．内部エコーが低く不均一なものほど活動性が高いといわれる．橋本病と比べて甲状腺辺縁部のエコーレベルの低下が目立ち，峡部の肥厚が目立たない．治療の奏功とともにこれらの所見は改善する．結節性病変を合併することがある．

❷ 橋本病（慢性甲状腺炎）Hashimoto's disease（chronic thyroiditis）：成人女子の 30 人に 1 人にみられる高頻度な自己免疫性疾患である．甲状腺全体が硬く腫大するが，病変の進行とともに甲状腺濾胞が破壊され，末期では甲状腺は萎縮する．約半数の例で甲状腺機能低下症が起こる一方，経過の途中で破壊性の甲状腺中毒症を起こす場合がある．通常，血中のサイログロブリン抗体（TgAb）や抗甲状腺ペルオキシダーゼ抗体（TPOAb）が高値を示す．超音波像では甲状腺の腫大，辺縁の凸凹，内部エコーの不均一な低下がみられ，峡部や錐体葉の肥厚が目立つ場合が多い（図 3）．しばしば，甲状腺近傍の気管周囲リンパ節の反応性腫大を伴う．TSH 高値例ではドプラ法で甲状腺全体の血流信号が増加する．橋本病では通常より高頻度に甲状腺原発悪性リンパ腫が生じることが知られている．

❸ 亜急性甲状腺炎（subacute thyroiditis）：有痛性の軽度甲状腺腫大と発熱を伴って比較的急速に発症し，病変が甲状腺内を移動して，数か月後に自然治癒する 30 歳以上の女性に多い疾患である．ウイルス感染との関連が示唆されている．CRP 高値，血沈亢進，組織破壊による一過性甲状腺中

毒症を示し，甲状腺 ^{123}I 摂取率が著明に低下する．超音波像では病変部に一致して境界不明瞭な低エコー域を認め，範囲が広ければ地図状に，限局していれば結節様にみえる（図 4）．ドプラ法では急性期には低エコー域に血流信号はほとんどみられず，回復期に一過性に増加する．軽度の頸部リンパ節腫大を伴うことがある．

❹ 急性化膿性甲状腺炎（acute suppurative thyroiditis）：多くは先天性の下咽頭梨状窩瘻が原因で，甲状腺近傍・内部の開口部からの感染による甲状腺とその周囲の炎症性疾患である．小児期に発症

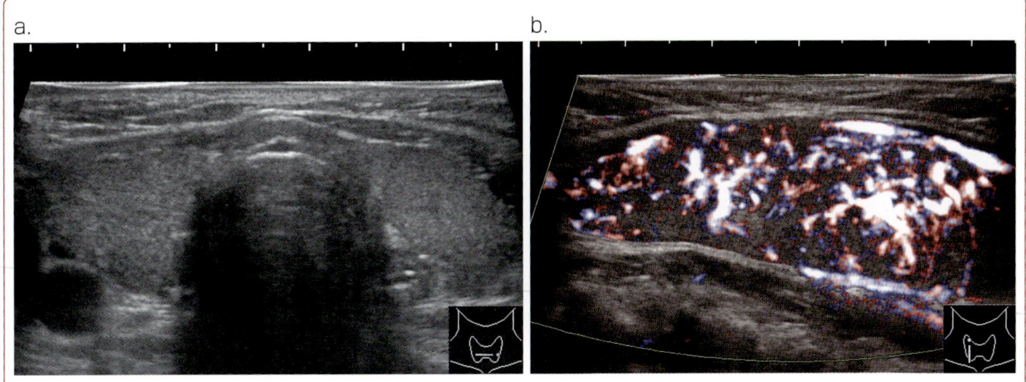

図 2　バセドウ病（60 代，女性）

横断像（a）で甲状腺の両側葉は腫大し，エコーレベルがやや低い．辺縁部のエコーレベルの低下が目立ち，峡部の肥厚はみられない．ドプラ法（b，右葉縦断像）で豊富な血流信号が認められる．

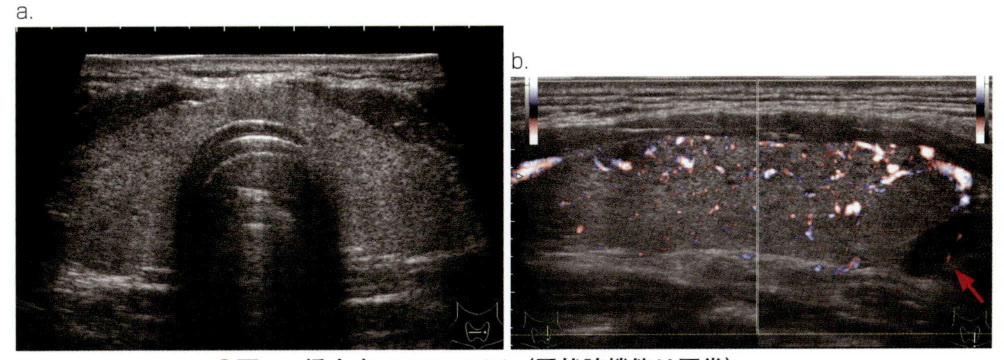

図 3　橋本病（40 代，男性）**（甲状腺機能は正常）**

横断像（a）で甲状腺は全体に腫大し，峡部も厚い．内部エコーは軽度不均一で，ドプラ法（b，左葉縦断像）では血流信号がやや多い．左葉の下方に腫大した左気管傍リンパ節が認められる（矢印）．

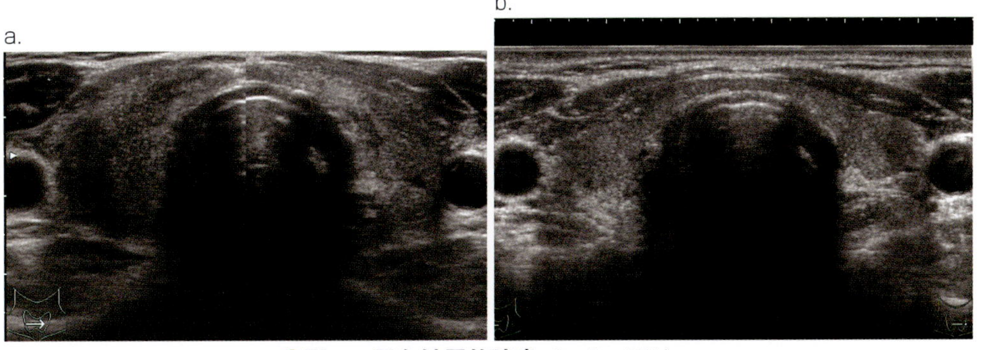

図 4　亜急性甲状腺炎（70 代，男性）

圧痛などの症状があった時期の横断像（a）では甲状腺が腫大し，不定形（地図状）の低エコー域が認められる．2 か月後の横断像（b）では腫大も低エコー域も消失している．

7

することが多く，8～9割が左側に認められる．下咽頭梨状窩瘻の診断は炎症が治まった時点での下咽頭食道造影で行う．超音波像では甲状腺周囲と内部に広がる境界不明瞭，不均一な低エコー領域を認める．

3 結節性甲状腺疾患と超音波像

甲状腺の結節性疾患には濾胞腺腫，腺腫様甲状腺腫，乳頭癌，濾胞癌，未分化癌，髄様癌，悪性リンパ腫，転移性腫瘍などがある[5]．

❶ **濾胞腺腫**（follicular adenoma）：被膜を有して圧排性増殖を示す通常単発性の良性腫瘍で，後述する微少浸潤型の濾胞癌とは病理組織学的にしか区別がつかない．このため，両者をまとめて濾胞性病変と呼ぶ．超音波像では境界明瞭な楕円形腫瘤として描出され，充実性部分の内部エコーは大濾胞性の場合には高～等エコー，小濾胞性あるいは細胞成分の多い組織型の場合には低エコーを示す（図 5）．嚢胞性の変化や石灰化像を伴うことがある．辺縁部に均一で薄い低エコー帯（halo）を示すことが多い．ドプラ法では主に辺縁に沿った血流信号を認め，内部を貫通する血流信号の拍動性は強くないことが多い．

❷ **腺腫様甲状腺腫**（adenomatous goiter）：甲状腺内に結節が多発する過形成病変で，結節性甲状腺腫の中で最も頻度が高い．過形成結節は単発あるいは少数散在するもの（図 6）から大きく腫大した甲状腺全体に結節が充満するもの（図 7）までさまざまである．孤立した腺腫様甲状腺腫の結節を腺腫様結節という．嚢胞形成，石灰化や出血などの多彩な変化がみられることが多い．結節の内部に出血を起こし，急に大きくなって圧痛を伴うことがある．頸部から縦隔内に進展する縦隔甲状腺腫の多くは腺腫様甲状腺腫である．腺腫との区別は病理組織学的には被膜が不完全であったり，周囲への圧排性変化が少なく，周囲甲状腺組織にも過形成変化があることなどでなされるが，実際には正確に腺腫様甲状腺腫の結節と腺腫を鑑別することは困難である．超音波像では甲状腺内に楕円形あるいは辺縁分葉状の結節が多発してみられる．しばしば境界が不明瞭で，嚢胞性の変化や石灰化像を伴う．ドプラ法では血流信号の少ない結節から多い結節までさまざまである．

甲状腺結節が甲状腺ホルモンを過剰に合成して甲状腺機能亢進症をきたすことがある．この中毒性結節性甲状腺腫のほとんどは，単発の濾胞腺腫（プランマー病）あるいは腺腫様甲状腺腫（中毒性多結節性甲状腺腫）である．過機能結節は甲状腺シンチグラフィで診断されるが，超音波検査（ドプラ法）では血流信号が豊富であるという．

腺腫様甲状腺腫には高率に 1cm 以下の微小癌が合併することが知られている．

❸ **乳頭癌**（papillary carcinoma）：わが国の甲状腺癌の 90%以上を占め，リンパ節転移や腺内転移が高率にみられるが，5 年生存率が 90%以上の予後のよい癌である．ただし，乳頭癌の一部（1 割強）には悪性度の高い群（高危険度群）があり，癌死の危険性が高い．高危険度の因子は年齢（45～50 歳以上），遠隔転移（主に肺と骨），甲状腺被膜外浸潤，頸部外側区域リンパ節転移（特に 3cm 以上の大きな転移）[6] などである[7, 8]．病理学的に特徴的な核所見を有し（重畳性，スリガラス状，核の溝，核内細胞質封入体など），しばしば砂粒小体を伴う．細胞診での診断能が高い．

甲状腺結節（腫瘤）超音波検査の悪性所見とは，多くは乳頭癌の所見を想定している[7]．乳頭癌の超音波所見は，形状不整，境界不明瞭・粗雑，内部エコーが低く不均質，多発する微細高エコー（石

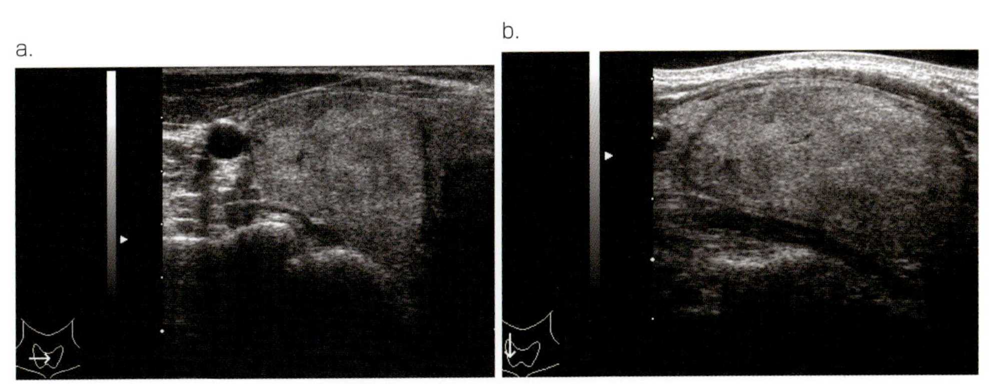

▶図 5　濾胞腺腫（50 代，男性）

甲状腺右葉の横断像（a）と縦断像（b）で，境界明瞭な楕円形腫瘤を認める．辺縁部に均一で薄い低エコー帯（halo）を伴っている．

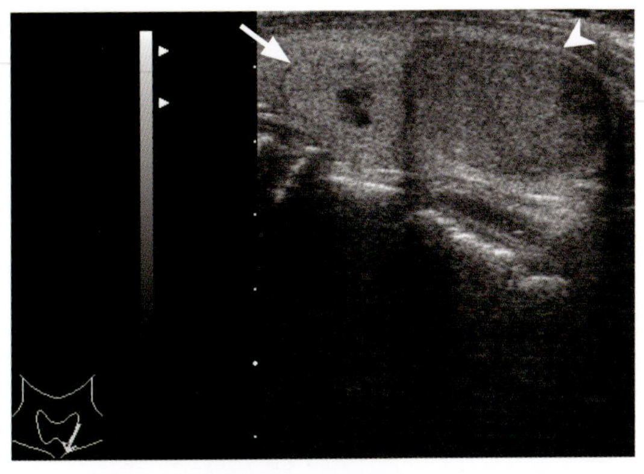

▶図 6　腺腫様甲状腺腫（40 代，女性）

左葉斜断像で，楕円形結節が 2 個認められる．上方の嚢胞性変化を伴う等エコー結節（矢印）は病理組織像では大濾胞性で，被膜を認めなかった．下方の低エコー結節（矢頭）は小濾胞性で，不完全な被膜を認めた．

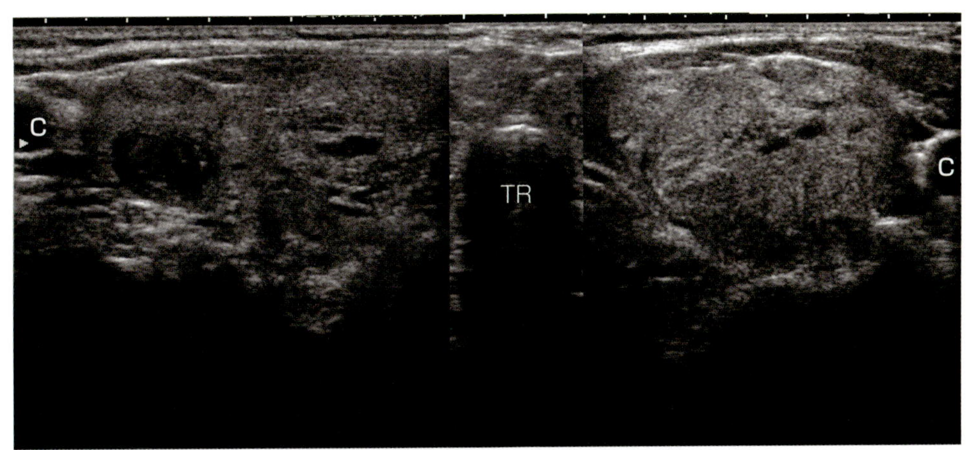

▶図 7　腺腫様甲状腺腫（50 代，女性）

甲状腺全体にさまざまな大きさの楕円形結節が多数認められる．
TR：気管　C：総頸動脈

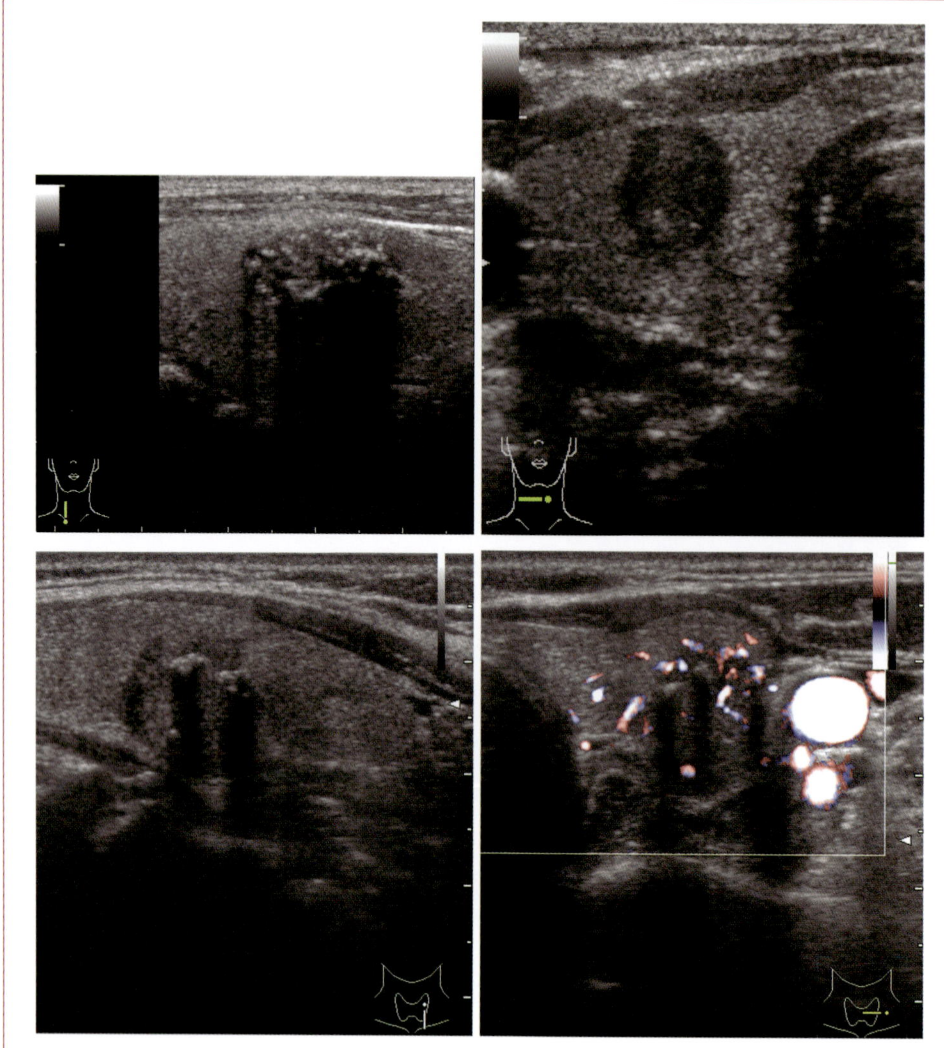

図 8 乳頭癌（60 代，女性，3 症例）

下の 2 画像は同一症例.
それぞれ形状不整な低エコー結節を示し，内部に微細高エコーあるいは音響陰影を伴う粗大な石灰化像が多発して認められる. 下の症例ではカラードプラ法（右）で比較的豊富な血流信号がみられる.

灰化を示唆），境界部低エコー帯の不整・欠如などである（図 8）．ドプラ法ではしばしば比較的豊富な血流信号を認める．組織弾性イメージング（エラストグラフィ）では通常，歪みの少ない（硬い）ことを表す信号（青）を示す．乳頭癌ではしばしば結節の辺縁部に嚢胞性の変化がみられ，時に大きな嚢胞性腫瘤を形成することがある（図 9）．通常，腫瘤の一部に石灰化を示唆する高エコーを伴う不整な充実性部分を認める．乳頭癌のリンパ節転移は厚みのある腫大や内部エコーの不均一性のほかに，石灰化を示唆する高エコー，辺縁の嚢胞性変化，ドプラ法で豊富な血流信号を認めることなどが特徴である．大きな腫瘍の進展範囲や周囲臓器への浸潤については，通常 CT や MRI が有用である．

腫瘍径 1cm 以下の微小乳頭癌は，かつてのラテント癌（非甲状腺癌の剖検発見，最大 36%），偶発癌（甲状腺良性疾患の摘出標本発見，1.3 ～ 22%），オカルト癌（リンパ節転移や遠隔転移で発見，稀）のほかに，臨床的に超音波検査と穿刺吸引細胞診で診断されるものが増えてきている[7]．潜在

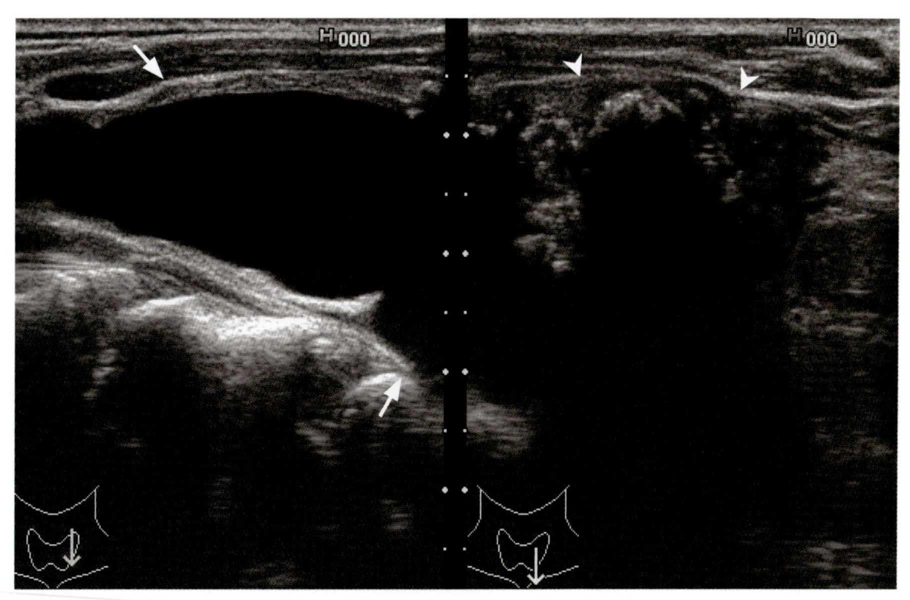

▶図 9 嚢胞性乳頭癌（40 代，男性）

嚢胞性乳頭癌甲状腺左葉の縦断像で大きな嚢胞性腫瘤（矢印）の一部に，石灰化像を伴う不整な充実性部分（矢頭）を認める．

微小乳頭癌は一般人口の 10%以上あるといわれ，臨床癌の罹患率 0.1%以下との乖離がある．また，微小乳頭癌の治療成績は良好である．このことから，転移や浸潤兆候のない場合には非手術経過観察も治療選択肢の一つとなる．超音波検査で経過観察を行い，3mm 以上の増大，新たな病変の出現，リンパ節転移の出現がみられた場合には手術の方針とする．

7

❹ 濾胞癌（follicular carcinoma）**：**甲状腺悪性腫瘍の 5 ～ 7%を占め，血行性の遠隔転移を起こす．診断基準は被膜侵襲，脈管侵襲を病理学的に認めるか，甲状腺外への転移を認めるかであり，画像診断や細胞診での術前診断が難しい．病理学的な浸潤様式から微少浸潤型と広範浸潤型（肉眼的あるいは顕微鏡レベルで周囲甲状腺組織の広い範囲に浸潤するもの）に分けられる．広範浸潤型，特に脈管侵襲を示すものでは遠隔転移の頻度が高く予後不良である．超音波像では，微少浸潤型濾胞癌は境界明瞭な楕円形腫瘤として描出され，充実性の濾胞腺腫や腺腫様結節との区別は難しい．広範浸潤型濾胞癌では肉眼的な被膜侵襲を反映して辺縁に凸凹を認め，著しい場合には八つ頭状の形態となる（図 10）．内部エコーは通常低く，厚く不均一な境界部低エコー帯（被膜）や弓状・破砕卵殻状の石灰化像を伴うことがある．脈管侵襲を反映し，甲状腺病変から連続して周囲の静脈内に腫瘍塞栓が描出されることがある．ドプラ法では腫瘤を貫通する拍動性の高い血流信号を認め，組織弾性イメージング（エラストグラフィ）では良性結節に比べて歪みの少ない（硬い）ことを表す信号（青）が多い．

高分化型乳頭癌ないし濾胞癌と未分化癌との中間的な形態像および生物学的態度を示す濾胞上皮由来の悪性腫瘍を低分化癌というが，病理診断基準が世界的に統一されておらず，地域・施設による頻度や予後のばらつきが大きい[5]．

❺ 未分化癌（anaplastic carcinoma）**：**わが国の甲状腺悪性腫瘍の約 1.4%を占め，進行が早く生存率の中央値が 2 ～ 9 か月と非常に予後が悪い．高齢者に多く，急速に増大する硬くて可動性のない甲状腺腫，呼吸困難や嚥下困難を示す．局所の炎症所見や疼痛を伴うことがある．急速な充実性増

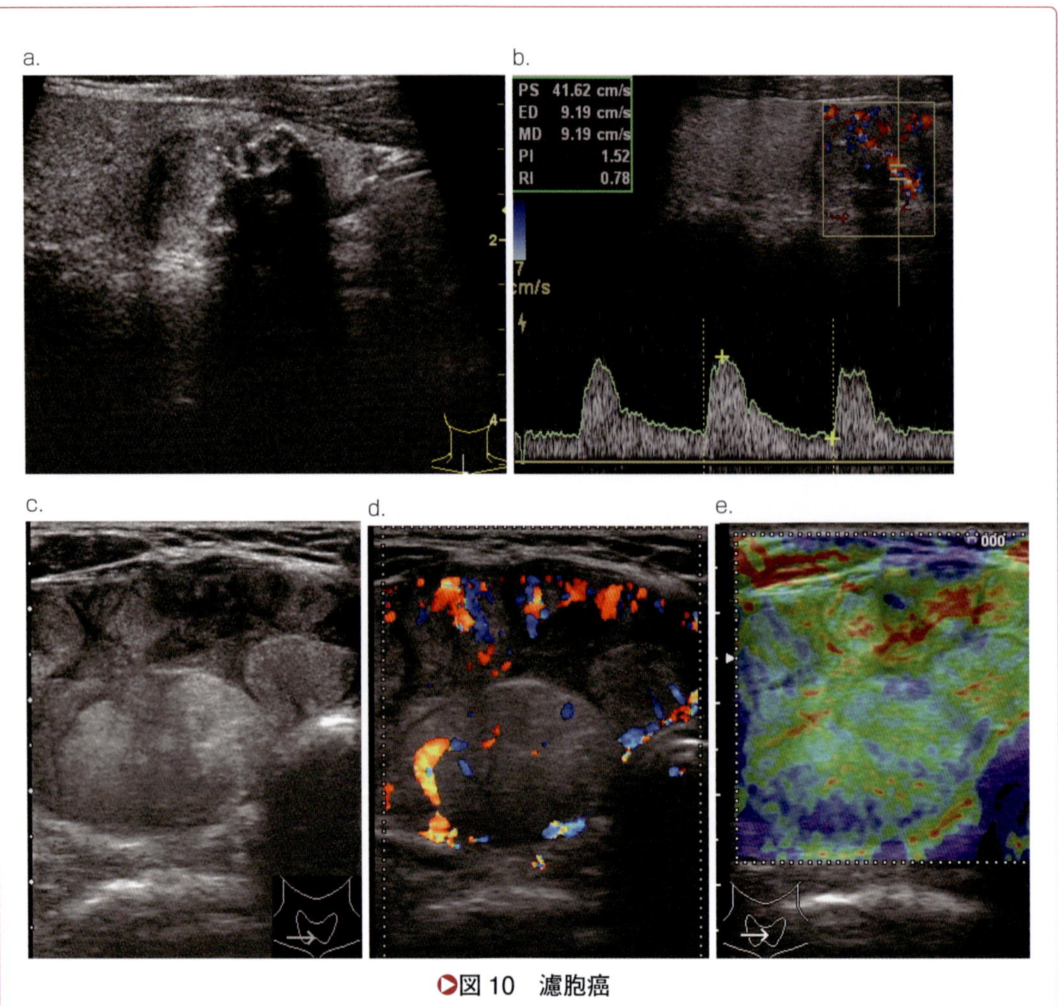

図 10 濾胞癌

a，b（50 代，女性）．広範浸潤型濾胞癌
骨転移で発症した．甲状腺右葉の縦断像（a）では比較的小さな低エコー結節を認め，内部に破砕卵殻様の弓状石灰化像がみられる．パルスドプラ法(b)の波形分析では，結節を貫通する拍動性の高い血流信号が認められた．
c，d，e（70 代，女性）．微少浸潤型濾胞癌
横断像で甲状腺右葉から峡部にかけて大きな楕円形低エコー結節（c）があり，内部エコーは不均一．カラードプラ法（d）で比較的豊富な血流信号がみられ，エラストグラフィ（e）では，結節の内部は歪みが小さく（柔らかく），辺縁と内部の一部に歪みの小さい（硬い）部分がみられる．病理学的に脈管侵襲を認めた．

殖を示し，しばしば壊死や出血を伴う．病理学的に未分化癌の一部に乳頭癌，濾胞癌あるいは低分化癌が認められる例が多く，これら先行病変が未分化転化して発症したと考えられる．超音波像では形状不整な低エコー腫瘤で，壊死や出血を反映して内部エコーは不均一となる．腫瘤内に先行病変を示唆する粗大石灰化を認めることが多い（図 11）．ドプラ法では通常，勢いよく増殖している部分には血流信号を認めるが，壊死を起こした部分には認めない．未分化癌の診断のための穿刺吸引細胞診は，壊死や出血部を避けて適正な検体を採取するために超音波ガイド下で行うことが望ましい．分化癌の未分化転化は転移リンパ節，転移臓器でも起こる．

❻ **髄様癌**（medullary carcinoma）：カルシトニンを産生する傍濾胞上皮細胞（C 細胞）由来の腫瘍で，わが国の甲状腺悪性腫瘍の約 1.3％を占め，そのうち約 40％が遺伝性で残りが散発性である．遺伝性には常染色体優性遺伝疾患の多発性内分泌腺腫症 2 型（MEN2）と家族性髄様癌（FMTC）がある．MEN2A は甲状腺髄様癌・副腎褐色細胞腫・副甲状腺過形成を主徴とし，MEN2B は甲状腺髄

様癌・副腎褐色細胞腫に加えて舌・口唇などの粘膜下神経腫やマルファン様体型などの身体的特徴を示し，FMTC は髄様癌のみを発症する．遺伝性の診断は RET 遺伝子検査でつき，変異はほぼエクソン 10，11，13～16 のいずれかに認められる．遺伝性髄様癌では両側の C 細胞領域（側葉上極側 1/3 あたり）に発症し，多発する傾向がある．髄様癌ではカルシトニンのほかに腫瘍マーカーの CEA が上昇する．予後は乳頭癌や濾胞癌よりやや不良で，血行性転移が比較的肝に多い．病理学的に多様な所見を示し，分化のよいものでは間質にアミロイド沈着を認める．超音波像でも良性の濾胞腺腫様にみえるものから乳頭癌と同様の悪性所見を示すものまで多様である．内部エコーは低く，アミロイド沈着やアミロイドに石灰化沈着したものが，高エコーとして描出される（図 12）．リンパ節転移にも内部に同様の高エコーがみられる.ドプラ法で豊富な血流信号を認めることが多い．

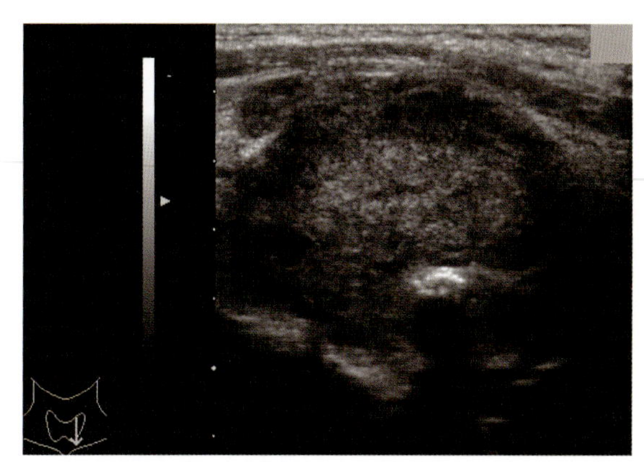

図 11　未分化癌（60 代，男性）

甲状腺右葉縦断像で形状不整な巨大低エコー腫瘤を認める．内部エコーは不均一で，腫瘤内に先行病変を示唆する粗大石灰化像がみられる．

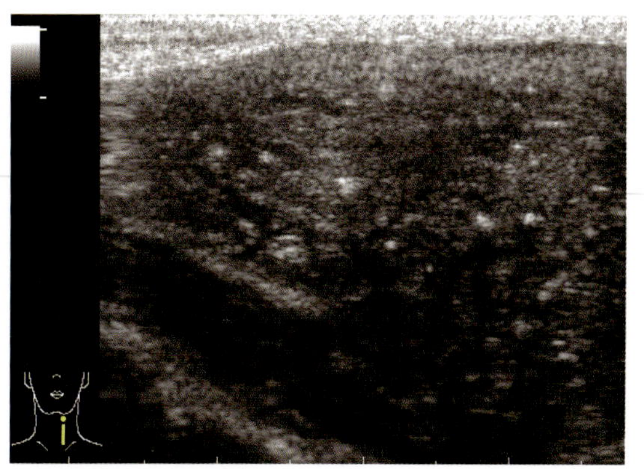

図 12　髄様癌（散在性）（20 代，女性）

甲状腺左葉の縦断像で，不整な低エコー腫瘤の内部に点状高エコーが多数散在してみられる．

❼ 悪性リンパ腫（malignant lymphoma）：甲状腺悪性腫瘍の 1～5%を占め，一方悪性リンパ腫の 2%が甲状腺原発であるという．大部分の症例が橋本病を合併し，MALT リンパ腫かびまん性大細胞型 B 細胞リンパ腫である．通常急速に増大する腫瘤で発症し，未分化癌と異なり自覚症状が少ない．5 年生存率は甲状腺限局例では 90%と良好である．超音波像では，非常にエコーレベルの低い腫瘤を認める（図 13）．内部エコーは均一で，後方エコーが増強する．腫瘍部には通常，ドプラ法で血流信号を認める．限局した単発低エコー結節を示すものから，低エコー結節が複数集簇したような像を呈するもの，さらには側葉全体あるいは甲状腺全体に低エコー病変が広がるものまである．病変部以外の甲状腺には橋本病の所見を認める．慢性甲状腺炎のみでも悪性リンパ腫と類似した低エコー腫瘤様所見を示すことがあり，組織学的にも鑑別が困難な場合がある．細胞診で診断が困難な場合には切除生検が必要となる．免疫組織化学染色や分子遺伝学的検索が有用である．甲状腺近傍の気管周囲や内深頸リンパ節にも悪性リンパ腫による腫大を認めることがある．リンパ腫病変の場合は厚みのある丸みを帯びた形態で，癒合傾向がある．内部エコーは低く，後方エコーは増強する．通常ドプラ法で辺縁や内部に豊富な血流信号を認める．一方，慢性甲状腺炎に伴う反応性のリンパ節腫大の場合は比較的扁平な形態で，エコーレベルはさほど低くはなく，血流信号は正常に保たれたリンパ門の構造に一致してみられる．

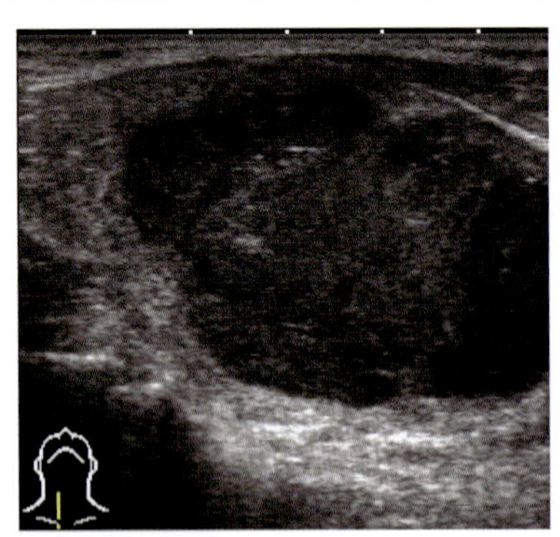

図 13　悪性リンパ腫（70 代，男性）

びまん性大細胞性 B 細胞性リンパ腫（Ⅰ E 期），橋本病による甲状腺機能低下症あり．
甲状腺右葉縦断像で，中下部に限局した低エコー腫瘤を認める．内部エコーは均一で，後方エコーが増強している．右葉上部の実質エコーにはムラがある．

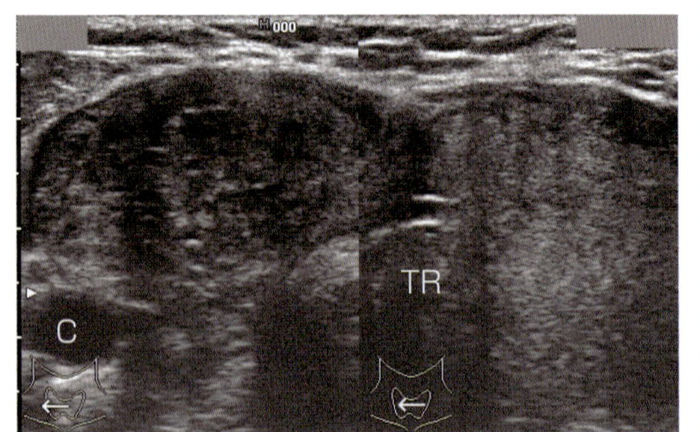

図 14　転移性腫瘍（40 代，女性）

乳癌の転移，橋本病あり．
甲状腺横断像で，右葉の中下部〜峡部に境界不明瞭な低エコー腫瘤がある．内部エコーは不均一で，点状高エコーが散在してみられる．甲状腺は全体に大きく，内部エコーに軽度のムラがある．TR：気管，C：総頸動脈

❽ **転移性甲状腺腫瘍**（metastatic thyroid tumor）：剖検例では頻度が高く，臨床的にも以前より頻繁に発見されるようになった．原発巣としては，剖検例では乳腺と肺が多く，臨床例では腎癌，乳癌，肺癌，消化器癌の報告が多い．転移の機序は，血行性とリンパ行性が考えられている．甲状腺転移は原発巣と同時にみつかるものから，原発巣の手術後何年も経って発症するもの（特に腎癌）までさまざまである．甲状腺機能には異常を認めないことが多いが，時に甲状腺濾胞の破壊により一過性の甲状腺機能亢進症を呈したり，甲状腺組織が広範に破壊された場合に甲状腺機能低下症をきたすことがある．一般に予後は不良で，平均生存期間は 15 〜 24 か月と報告されている．細胞診や組織診断における原発性甲状腺癌との鑑別にはサイログロブリンなどの免疫組織化学染色が有用である．超音波像では単発あるいは多発する不整形低エコー結節や，甲状腺全体あるいは広範にひろがるびまん性低エコー病変として描出される（図 14）．転移巣は甲状腺下部に優位に分布することが多い．内部エコーは不均一であることが多く，時に点状高エコーが散在して認められる．一般に腎癌の転移は原発巣の性質を反映してドプラ法で血流信号が多い．周囲の頸部リンパ節にもしばしば転移所見（腫大，内部エコー不均一，形態不整など）を認める．

2　副甲状腺

1　副甲状腺の解剖と先天性異常

副甲状腺は通常，左右 2 個ずつ合計 4 腺が甲状腺両側葉の背側に位置する．通常，上副甲状腺は輪状軟骨下縁付近，下副甲状腺は甲状腺下極付近の高さにあり，左右の副甲状腺はほぼ対称的な位置にあることが多い．異所性の副甲状腺，および 5 腺以上の過剰副甲状腺が比較的高頻度に認められる．

上副甲状腺は第 4 鰓嚢，下副甲状腺は第 3 鰓嚢から発生する．異所性の副甲状腺は発生過程で隣接する臓器の中や，発生時にたどった異常な経路に認められる．前者は上副甲状腺では甲状腺内，迷走神経沿い（頸動脈鞘内），反回神経沿い（縦隔内大動脈弓下）など，下副甲状腺では胸腺内（前・上縦隔，胸腺組織とともに頸部で下降がとまったもの）に認められる．後者は食道や胸鎖乳突筋沿いなどがある．前・上縦隔は異所性副甲状腺病変が最も高頻度に認められる場所である．

正常副甲状腺は平均5×3×1mm，重さが35～40mgで，扁平な形をしている．薄い結合織被膜に包まれ，実質細胞と脂肪が混在している．副甲状腺は下および上甲状腺動脈より血流を受ける．正常副甲状腺は超音波検査，CT・MRIなどの画像検査で同定できない．

先天性副甲状腺嚢胞は非機能性で，第3鰓嚢の遺残物から生じるといわれる．ほとんどが下副甲状腺に生じ，左側に多い．単房性で薄い壁でできている（図15）．内容液は無色透明漿液性で，高濃度の副甲状腺ホルモン（PTH）を含む．嚢胞性変化を伴う副甲状腺腺腫，甲状腺結節，胸腺嚢胞などとの鑑別が必要となる．

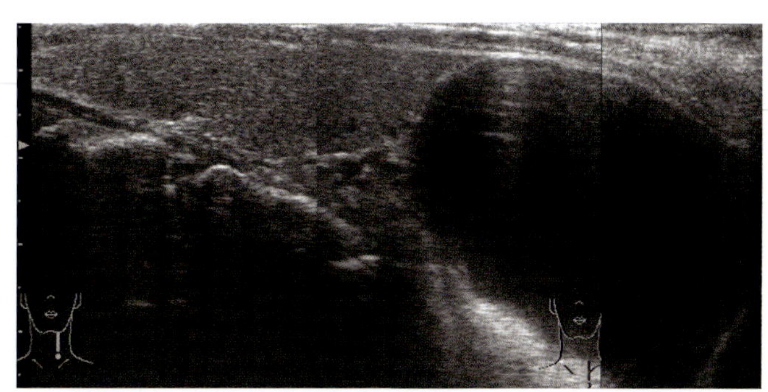

図15 先天性副甲状腺嚢胞（左下）（70代，男性）
甲状腺左葉縦断像で，甲状腺左葉の尾側に大きな単房性嚢胞がある．壁は薄く，充実性部分を認めない．血中カルシウム値およびI-PTH値は正常．超音波ガイド下で吸引した内容液のI-PTHは高値を示した．

7

2 副甲状腺の疾患と超音波像

❶ 原発性副甲状腺機能亢進症（primary hyperparathyroidism）

副甲状腺病変が自律的に副甲状腺ホルモン（PTH）を分泌し，そのために高カルシウム血症が起こり，骨病変や腎結石などを生ずる疾患である．多発性内分泌腺腫症1型（MEN1）および2A型（MEN2A）の部分症として現れる遺伝性のものと，散発性のものとがある．原因となる副甲状腺病変は，80～85%が単発腺腫，2～3%が多発腺腫，12～15%が過形成，1%が癌である[2]．腺腫の多くは扁平な楕円体で，嚢胞性の変化や石灰化を伴うことがある．過形成ではすべての副甲状腺に病変がみられるが，腫大の程度は必ずしも同じではない．過形成の大部分はMEN1である．癌では通常病変が大きく浸潤性で，高カルシウム血症の程度や症状が激しい．治療法は病的副甲状腺の摘除で，術前の局在診断は手術侵襲の軽減に有用である．超音波像では副甲状腺病変は甲状腺よりエコーレベルの低い腫瘤として描出される（図16，17）．時に，リンパ節や甲状腺結節との区別が問題となる．副甲状腺腺腫や過形成は扁平で甲状腺などの周囲臓器に沿って垂れ下がるようにしてあることが多いが，癌は厚みがあり大きく形態不整である．副甲状腺病変は小さくてもドプラ法で血流信号を認めることが多い．副甲状腺病変の局在診断，特に異所性病変の診断にはMIBIシンチグラフィが有用である．

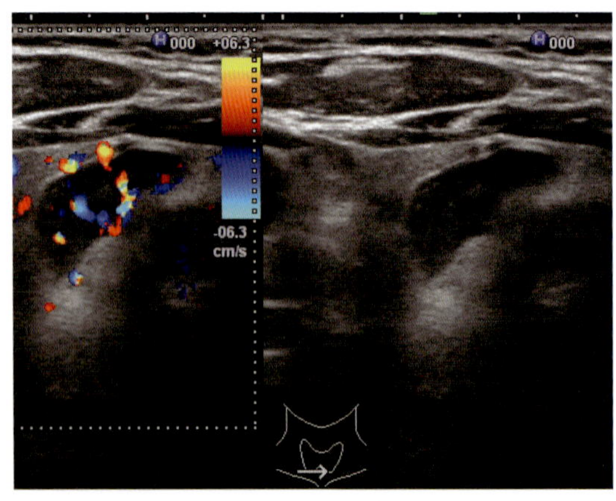

図16　原発性副甲状腺機能亢進症（副甲状腺腺腫）（70代，女性）

甲状腺右葉下極の高さの横断像で，甲状腺の背側に扁平な形の低エコー腫瘤を認める．辺縁に沿って，甲状腺との間に高エコーがみられる．カラードプラ法(図左)で豊富な血流信号を認める．重さ約1gの右下副甲状腺腺腫が切除された．

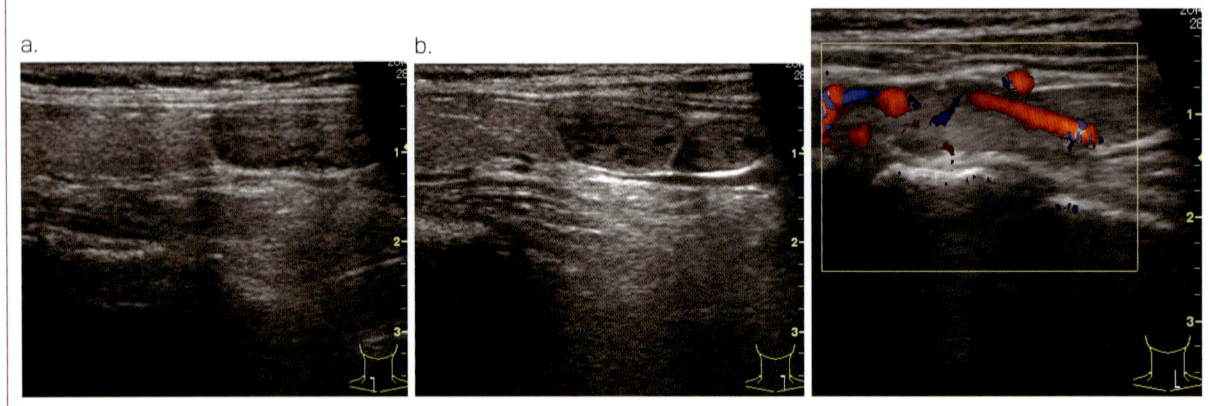

図17　多発性内分泌腺腫症1型（MEN1）（副甲状腺過形成）（40代，女性）

甲状腺右葉および左葉の縦断像（a，b）で，甲状腺の尾側に楕円体低エコー腫瘤が多発してみられた．カラードプラ法（c）で豊富な血流信号を認めた．このほかにも甲状腺近傍に同様の腫瘤がみられた．副甲状腺全摘（5腺）と副甲状腺組織の左前腕自家移植が施行された．病理所見ではびまん性および結節性の過形成を認めた．

❷ 続発性副甲状腺機能亢進症（secondary hyperparathyroidism）

副甲状腺病変以外の原因による慢性の血清カルシウム値低下が刺激となり生じた副甲状腺過形成による．そのほとんどが，長期透析療法を行う慢性腎不全により，進行すると腎性骨異栄養症による骨痛，病的骨折，関節痛，異所性石灰沈着，皮膚掻痒感，筋力低下，精神症状などが出現する．副甲状腺過形成病変の超音波像は，原発性の場合と同様で，各腺の腫大の程度はさまざまである．内科的療法，外科的療法のほかに，超音波ガイドでのインターベンション（PEIT）療法が行われる[9]．超音波検査で測定した推定体積が500mm^{3}以上または長径1cm以上では結節性過形成の可能性が高く副甲状腺インターベンション選択の重要な要因となり，1腺のみが推定体積500mm^{3}または長径1cmを超え腫大している場合で穿刺可能な部位に副甲状腺が存在する場合は副甲状腺PEITで長期間副甲状腺機能亢進症の管理が期待できるという．

文 献

1）山田恵子，他：甲状腺Bモード　最新超音波診断データブック．臨床画像 27：82-87, 2011.

2）田中宏子：甲状腺・副甲状腺．多田信平監修，尾尻博也，酒井修編：頭頸部のCT・MRI 第2版．メディカル・サイエンス・インターナショナル，pp681-716，2012.

3）岩田政広，他：びまん性甲状腺疾患，結節性甲状腺疾患．小西淳二監修：甲状腺・頸部の超音波診断 第2版．金芳堂，pp26-73，2005.

4）日本乳腺甲状腺超音波診断会議　甲状腺用語診断基準委員会編：甲状腺超音波診断ガイドブック（改訂第2版），南江堂，pp25-101，2012.

5）甲状腺外科学会編：甲状腺癌取り扱い規約 第6版．金原出版，pp17-51，2005.

6）Sugitani I, et al：Managenent of Low-Risk Papillary Thyroid Carcinoma: Unique Conventional Policy in Japan and Our Efforts to Improve the Level of Evidence. Surgery Today 40 : 199-215, 2010.

7）日本内分泌外科学会・日本甲状腺外科学会編：甲状腺腫瘍診療ガイドライン 2010年版，金原出版，pp35-39, 82-84, 119-120，2010.

8）日本超音波医学会用語・診断基準委員会：甲状腺結節（腫瘤）超音波診断基準．超音波医 38：667-668，2011.

9）日本透析医学会：透析患者における二次性副甲状腺機能亢進症治療ガイドライン．透析会誌 39（10）：1435-1455，2006.

7

日本語索引

外国語索引

放射線医学
頭頸部 画像診断

2012 年 11 月 10 日　第 1 版第 1 刷発行

監　　修　楢林　勇　Narabayashi Isamu
　　　　　杉村和朗　Sugimura Kazuro
編　　集　興梠征典　Korogi Yukunori
発 行 者　市井輝和
発 行 所　株式会社金芳堂
　　　　　〒 606-8425 京都市左京区鹿ヶ谷西寺ノ前町 34 番地
　　　　　振替　01030-1-15605
　　　　　電話　075-751-1111（代）
　　　　　http://www.kinpodo-pub.co.jp/
組　　版　ヴィッセン
印　　刷　株式会社 サンエムカラー
製　　本　有限会社 清水製本所

© 楢林　勇，杉村和朗，興梠征典，2012
落丁・乱丁本は直接小社へお送りください．お取替え致します．

Printed in Japan
ISBN978-4-7653-1545-6

JCOPY ＜（社）出版者著作権管理機構 委託出版物＞
本書の無断複写は著作権法上での例外を除き禁じられています．複写される場合は，その都度事前に，（社）出版者著作権管理機構（電話 03-3513-6969，FAX 03-3513-6979，e-mail: info@jcopy.or.jp）の許諾を得てください．

●本書のコピー，スキャン，デジタル化等の無断複製は著作権法上での例外を除き禁じられています．本書を代行業者等の第三者に依頼してスキャンやデジタル化することは，たとえ個人や家庭内の利用でも著作権法違反です．

創刊！ 新しい情報を満載した放射線医学シリーズ

各巻 A4 変型判

監修 楢林　勇 大阪医科大学名誉教授・杉村和朗 神戸大学大学院教授

放射線医学 放射線医学総論

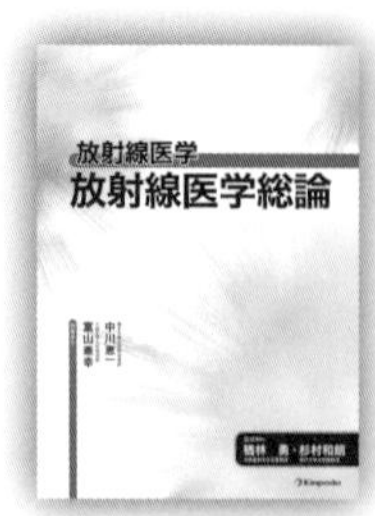

編集 大阪大学大学院教授 富山憲幸
東京大学大学院准教授 中川恵一

184 頁・ISBN978-4-7653-1507-4
定価 4,830 円(本体 4,600 円＋税 5%)

●主な内容
1. 放射線の種類と意義
2. 放射線の量と単位
3. X線検査装置・機材およびX線検査の種類
4. CT(computed tomography)
5. マンモグラフィ(乳房X線撮影)
6. MRI(magnetic resonance imaging)・MRS(magnetic resonance spectroscopy)
7. 超音波検査
8. 骨塩定量
9. 医療被曝の軽減とその安全管理
10. CT被曝
11. 放射線障害
12. 放射線治療の基礎知識
13. 各種造影剤の種類と用法(X線検査, CT, MRI, US)
14. 放射線物理学
15. 放射線生物学
16. 画像診断の医療情報システム
17. 医療情報システムの安全管理
18. 遠隔画像診断
19. IVR(interventional radiology)
20. IVRにおける被曝
21. ラジオ波焼灼療法(RFA)
22. オートプシー・イメージング(死亡時画像診断)
23. 核医学の基礎
24. 診断・治療用放射性医薬品
25. 核医学検査・SPECT(single photon emission computed tomography)
26. PET/CT(positron emission tomography/CT)

放射線医学 核医学・PET・SPECT

編集 防衛医科大学校教授 小須田　茂

160 頁・ISBN978-4-7653-1528-9
定価 4,830 円(本体 4,600 円＋税 5%)

●主な内容
1. 頭部, 中枢神経・脳核医学
2. 頭頸部腫瘍のFDG-PET/CT
3. 心・大血管核医学(SPECT, PET/CT)
4. 呼吸器核医学
5. 肺・縦隔腫瘍のFDG-PET
6. 内分泌核医学
7. 消化器核医学
8. 消化管腫瘍のFDG-PET/CT
9. 肝・胆・膵病変のFDG-PET/CT
10. 骨・関節核医学
11. 腎臓核医学
12. 女性・生殖器腫瘍のFDG-PET/CT
13. センチネルリンパ節シンチグラフィ
14. 悪性リンパ腫のFDG-PET/CT
16. 小児核医学
16. FDG-PET/CT のピットフォール
17. 任意型検診におけるPET 検査
18. 核医学治療

放射線医学 肺・縦隔 画像診断

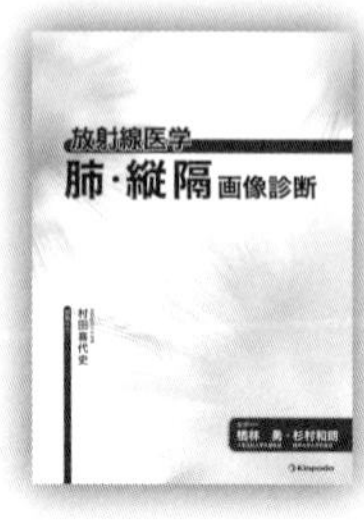

編集 滋賀医科大学教授 村田喜代史

112 頁・ISBN978-4-7653-1508-1
定価 4,200 円(本体 4,000 円＋税 5%)

●主な内容
1. X線検査と診断：胸部単純X線写真とX線CT
2. 胸部単純X線写真の解剖と正常変異
3. 呼吸器感染症の画像診断
4. 間質性肺炎の画像所見
5. 腫瘍性疾患の画像診断Ⅰ(胸部CT, 新TNM分類)
6. 腫瘍性疾患の画像診断Ⅱ(MRI)
7. 縦隔・胸膜のCT診断
8. アスベスト関連肺胸膜病変の画像診断
9. 画像(X線, CT)による肺癌検診
10. 呼吸機能の画像診断
11. モニタによる胸部X線読影

放射線医学 脳 画像診断

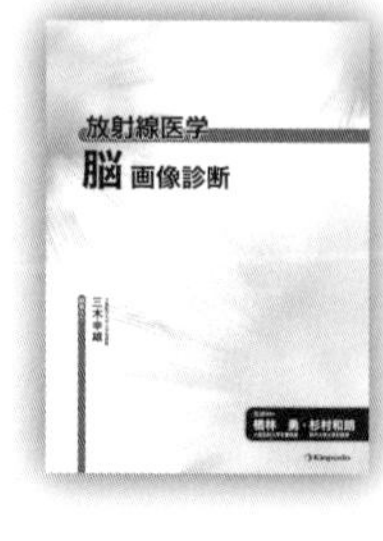

編集 大阪市立大学大学院教授 三木幸雄

130 頁・ISBN978-4-7653-1544-9
定価 4,410 円(本体 4,200 円＋税 5%)

●主な内容
1. 脳血管障害のCT・MRI 診断
2. 脳腫瘍のCT・MRI 診断
3. 変性疾患のMRI 診断
4. 炎症性疾患のCT・MRI 診断
5. 脱髄疾患のMRI 診断
6. 先天代謝疾患
7. 頭部外傷のCT・MRI 画像診断
8. 脳ドック

放射線医学 放射線腫瘍学

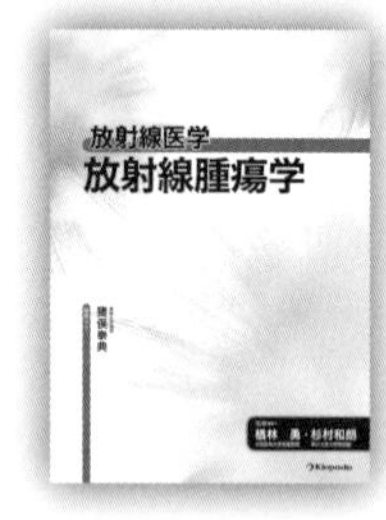

編集 島根大学教授 猪俣泰典

176 頁・ISBN978-4-7653-1524-1
定価 4,620 円(本体 4,400 円＋税 5%)

●主な内容
1. 放射線治療装置と照射方法
2. 放射線治療計画
3. 密封小線源治療
4. 定位放射線治療・強度変調放射線治療(IMRT)
5. 粒子線治療(陽子線, 炭素線)
6. ホウ素中性子捕捉療法
7. 放射線治療における医療事故防止
8. 放射線治療の副作用と対策
9. 脳・脊髄腫瘍の放射線治療
10. 頭頸部(眼窩・顔面を含む)腫瘍の放射線治療
11. 肺癌の放射線治療
12. 縦隔腫瘍の放射線治療
13. 乳癌・乳腺腫瘍の放射線治療(乳房温存療法を含む)
14. 消化器癌の放射線治療
15. 女性生殖器腫瘍の放射線治療
16. 泌尿生殖器腫瘍の放射線治療
17. 悪性リンパ腫の放射線治療
18. 血液腫瘍の放射線治療
19. 皮膚・軟部・骨腫瘍の放射線治療
20. 小児腫瘍の放射線治療
21. 良性疾患の放射線治療
22. 緩和療法としての放射線治療
23. 放射線治療と化学療法(分子標的剤を含む)

放射線医学 消化器 画像診断

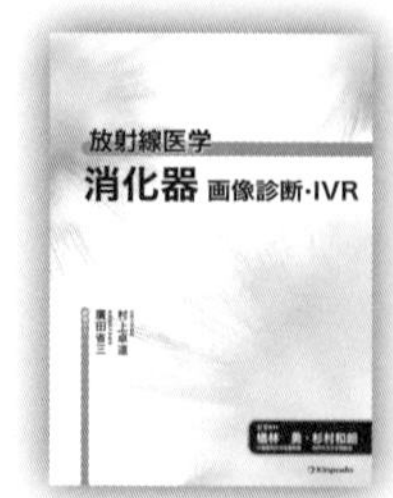

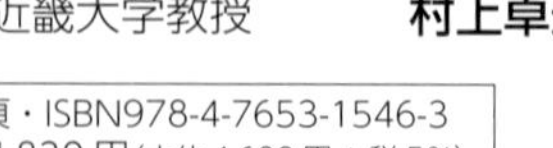

編集 兵庫医科大学教授 廣田省三
近畿大学教授 村上卓道

145 頁・ISBN978-4-7653-1546-3
定価 4,830 円(本体 4,600 円＋税 5%)

●主な内容
【Ⅰ部　消化管】
1. 咽頭・食道のバリウムX線診断
2. 胃のバリウムX線診断
3. 十二指腸のバリウムX線診断
4. 腸管(小腸・大腸)の バリウムX線診断
5. 胃癌検診
6. 胃・大腸の術前3D CT angiography
7. CT colonography

【Ⅱ部　肝・胆・膵】
8. 血管造影とIVR
9. CT診断
10. MRI診断
11. 超音波診断
12. 急性腹症の画像診断

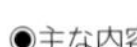
続刊

放射線医学 心・大血管・乳腺 画像診断・IVR
編集 中島康雄(聖マリアンナ医科大学教授)

放射線医学 泌尿・生殖器 画像診断・IVR
編集 鳴海善文(大阪医科大学教授)

放射線医学 骨・関節・軟部組織・骨髄・脊髄 画像診断
編集 江原　茂(岩手医科大学教授)

金芳堂